5つのテーマでわかる
若手歯科医師のための
高齢者歯科ハンドブック
全身疾患・義歯・口腔ケア・摂食嚥下・訪問診療

編著―松尾浩一郎

著―岩佐康行／古屋純一
　　戸原　玄／大野友久
　　原　豪志

医歯薬出版株式会社

■**編著者**（敬称略）
　松尾浩一郎：藤田医科大学医学部歯科・口腔外科学講座教授

■**著　者**（敬称略）
　岩佐　康行：原土井病院歯科／摂食・栄養支援部部長（兼務）
　古屋　純一：東京医科歯科大学大学院医歯学総合研究科地域・福祉口腔保健衛生学分野教授
　戸原　　玄：東京医科歯科大学大学院医歯学総合研究科高齢者歯科学分野准教授
　大野　友久：浜松市リハビリテーション病院えんげと声のセンター副センター長
　原　　豪志：東京医科歯科大学大学院医歯学総合研究科高齢者歯科学分野

This book was originally published in Japanese
under the title of :

Itsutsu-No Tema-De Wakaru
Wakateshikaishinotame-No Koreishashika Handobukku
— Zenshinshikkan, Gishi, Kokukea, Sesshokuenge, Homonshinryo
(Hand Book of Geriatric Dentistry for Bigginers
— On the five Themes : disease, denture, oral care, dysphagia, home health care)

Editor:

Matsuo, Koichiro
　Professor, Department of Dentistry,
　School of Medicine, Fujita Health University

© 2016　1st ed.

ISHIYAKU PUBLISHERS, INC.
　7-10, Honkomagome 1 chome, Bunkyo-ku,
　Tokyo 113-8612, Japan

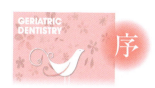

序文

　わが国では65歳以上の高齢者が人口の25%を超え，超高齢社会に突入しました．今後，団塊の世代が後期高齢者となる，いわゆる2025年問題を控え，医療，介護の分野では高齢者対策が喫緊の課題として動いています．歯科医療においても，今後ますます増加する多疾患，多障害の高齢者への対応が急務です．訪問歯科診療のニーズもますます増えていくことでしょう．

　高齢者の特徴としてあげられるのは，個々人のバリエーションが非常に大きいということです．80歳を過ぎても非常に元気な人もいれば，多数の疾患を有して1回の内服薬が10種類を超えるという人もいます．これらのバリエーションには，今まで大学で勉強してきた従来型の歯科医療だけではとても対応できません．

　本書は，現在までさまざまな現場で高齢者歯科医療に携わってきた筆者らが，それぞれの専門領域についてまとめ上げた高齢者歯科入門のための一冊になっています．岩佐，古屋，戸原，大野，松尾の5名は，十数年前に大学院時代の苦楽を共にし，高齢者歯科医療の未来を考えてきた仲間です．本書は，これから新たに高齢者歯科医療に取り組む若手歯科医師，レジデントのためのスタートブックとしてこの5名によって企画されました．内容は，できるだけシンプルにして，図表を増やし，見開きで本文と図表がみられるような構成にしました．内容をより深く理解するためには他の成書を参考にしていただくとして，本書は，これから高齢者歯科医療に関わっていく若い歯科医師（もちろん若くなくてもよいのですが）にとって足がかりの一冊となることを期待しています．

　最後に微細に渡るご尽力を頂いた医歯薬出版株式会社の方々に感謝申し上げます．

　　平成28年6月

編著者　松尾浩一郎

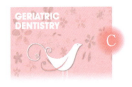
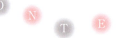

5つのテーマでわかる
若手歯科医師のための
高齢者歯科ハンドブック
全身疾患・義歯・口腔ケア・
摂食嚥下・訪問診療

1章　疾患と注意点
大野友久

1. 高齢者の歯科診療にあたって ………………………………… 2
2. 高血圧 ………………………………………………………… 4
3. 虚血性心疾患（狭心症，心筋梗塞） ………………………… 6
4. 感染性心内膜炎 ……………………………………………… 8
5. 肺炎 …………………………………………………………… 10
6. ウイルス性肝炎 ……………………………………………… 12
7. 腎不全 ………………………………………………………… 14
8. 糖尿病 ………………………………………………………… 16
9. がん …………………………………………………………… 18
10. 脳血管障害 …………………………………………………… 20
11. 神経筋疾患 …………………………………………………… 22
12. 認知症 ………………………………………………………… 24
13. 注意すべき薬剤 ……………………………………………… 26
　1. 抗血小板薬 ……………………………………………… 26
　2. 抗凝固薬 ………………………………………………… 26
　3. Ca拮抗薬，抗てんかん薬，免疫抑制剤 ……………… 28
　4. ビスフォスフォネート製剤，デノスマブ ……………… 28
　5. ステロイド ……………………………………………… 28

2章　有床義歯
古屋純一

1. 高齢者の有床義歯への補綴的介入 …………………………… 34
　有床義歯を装着していない …………………………………… 34
　　1–義歯なしでも食べられる…34／2–義歯がないと食べにくい…36
2. 有床義歯の調整 ……………………………………………… 38
　義歯が痛くて食べられない …………………………………… 38
　　1–支台歯が痛い…38／2–咬傷…38／3–顎堤粘膜が痛い…40
3. 有床義歯の修理 ……………………………………………… 42
　義歯調整だけでは対応できない ……………………………… 42

1−不良な辺縁形態，小さな破損と口腔内での直接法による修理…42／2−不良な床形態，大きな破損と口腔外での間接法による修理…44／3−支台装置の破損…44／4−ティッシュコンディショニング…44／5−リライン…46

4 有床義歯の印象採得 …………………………………………………… 48
欠損部の補綴的難易度が高い ………………………………………… 48
1−歯根膜負担か？ 粘膜負担か？…48／2−既製トレーで概形印象…48／3−個人トレーの製作…50／4−筋圧形成と個人トレーによる最終印象…50

5 有床義歯の咬合採得 …………………………………………………… 52
天然歯による咬合支持はあるか？ …………………………………… 52
1−模型が咬頭嵌合位でかたつくか？…52／2−咬合床の製作…54／3−咬合高径は形態と機能で決める…54／4−水平的下顎位は誘導して決める…54／5−ゴシックアーチ…56

6 有床義歯の装着と指導 ………………………………………………… 58
装着当日または翌日に十分な調整と指導ができる …………………… 58
1−義歯床粘膜面の調整…58／2−下顎位の確認…60／3−咬合調整…60／4−咀嚼圧負荷での調整…62／5−維持力の確認・調整…62／6−患者指導…62

7 特殊な義歯と口腔内装置 ……………………………………………… 64
特殊な義歯や口腔内装置が必要か？ ………………………………… 64

3章　口腔ケア
松尾浩一郎

1 準備物品 ………………………………………………………………… 70
1−SpO$_2$ モニター…70／2−開口器具…70／3−ペンライト…70／4−歯ブラシ…70／5−スポンジブラシ…70／6−保湿剤…72／7−吸引…72／8−コップとガーグルベース…72／9−口腔ケア用ウェットティッシュ…72／10−歯磨剤…72

2 開口手技 ………………………………………………………………… 74
開口しない ……………………………………………………………… 74
1−口唇を開ける…74／2−顎を開ける…76

3 口腔アセスメント ……………………………………………………… 78
1．アセスメントの目的 ………………………………………………… 78
2．Oral Health Assessment Tool 日本語版（OHAT-J） ……………… 78
1−OHAT-J の各項目の要点…80

4 口腔ケアの基本手技 …………………………………………………… 82

口腔ケア時の注意点 …………………………………………………… 82
　　　1-粘膜の保湿…82／2-乾燥汚染物の軟化…82／3-歯面清掃…84／4-軟化された汚染物の除去…84／5-拭き取りと保湿剤の塗布…84

5 疾患ごとの口腔ケア　脳血管障害 …………………………… 86
　1. 脳血管障害のタイプ ………………………………………………… 86
　2. 全身状態を把握する ………………………………………………… 86
　3. 摂食嚥下障害の程度 ………………………………………………… 86
　4. 非経口摂取の場合 …………………………………………………… 88
　5. 麻痺を知る …………………………………………………………… 88

6 疾患ごとの口腔ケア　認知症 ………………………………… 90
　1. 認知症のタイプ別対応 ……………………………………………… 90
　2. 認知症のステージ別対応 …………………………………………… 90
　3. 拒否の理由を考える ………………………………………………… 92
　4. 疼痛や不快感の訴えがない ………………………………………… 92
　5. 摂食嚥下障害を考慮する …………………………………………… 92

7 疾患ごとの口腔ケア　周術期 ………………………………… 94
　1. 周術期口腔機能管理の目的は？ …………………………………… 94
　2. 術後の口腔管理 ……………………………………………………… 94
　3. 入院後の口腔管理 …………………………………………………… 94
　4. 退院後の口腔管理 …………………………………………………… 96

8 疾患ごとの口腔ケア　がん化学療法 ………………………… 98
　1. がん化学療法とは …………………………………………………… 98
　2. がん化学療法のための口腔ケア …………………………………… 98
　3. がん化学療法開始前の対応 ………………………………………… 98
　4. がん化学療法開始後の対応 ………………………………………… 100

9 疾患ごとの口腔ケア　緩和ケア ……………………………… 102
　1. がん緩和ケアとは …………………………………………………… 102
　2. 緩和ケア患者における口腔ケア …………………………………… 102
　3. 緩和ケア患者への対応 ……………………………………………… 102

4章　摂食嚥下リハビリテーション　　　原 豪志, 戸原 玄

1 診　察 ……………………………………………………………… 108
　診察の流れ ……………………………………………………………… 108

1-問診…108／2-評価…108

2 スクリーニングテスト … 114
　スクリーニングテストの種類 … 114
　　　1-誤嚥を予測…114／2-不顕性誤嚥を予測…116／3-咽頭残留を予測…116

3 栄養状態の評価 … 118
　栄養状態のスクリーニングとアセスメント … 118
　　　1-スクリーニング…118／2-アセスメント…118

4 摂食嚥下障害の検査法　嚥下造影（VF） … 122
　VF (videofluoroscopic examination of swallowing) … 122
　　　1-VFに必要な物品・機器…122／2-VFの進め方…122／3-VFの観察項目…124／4-VF結果の解釈…124

5 摂食嚥下障害の検査法　嚥下内視鏡検査（VE） … 126
　VE (videoendoscopic examination of swallowing) … 126
　　　1-観察手順…126／2-観察項目（食物摂取前）…126／3-観察項目（食物摂取中）…128／4-VE後の指導について…130

6 摂食嚥下障害の対応法　間接訓練 … 132
　訓練の選択 … 132
　　　1-嚥下前体操…132／2-口腔周囲筋・舌の運動訓練…132／3-構音訓練…132／4-軟口蓋挙上訓練…134／5-Thermal tactile stimulation…134／6-Shaker exercise, 開口訓練…134／7-バルーン拡張訓練…134／8-声門閉鎖訓練…134／9-呼吸訓練・咳嗽訓練…136

7 摂食嚥下障害の対応法　直接訓練 … 138
　直接訓練 … 138
　　　1-摂食姿勢の設定…138／2-一口量の調整…138／3-食形態の調整…140／4-嚥下手技の実施…140／5-食器・食具の使用…140／6-環境の調整…140／7-直接訓練で用いる嚥下誘発手技…140

5章　訪問歯科診療の進め方，保険請求の特徴　　岩佐康行

1 訪問歯科診療の対象者と居住空間（在宅・施設の特徴） … 146
2 診療の進め方と使用する器材 … 148
　1. 診療の進め方 … 148
　　　1-依頼時に確認すること…148／2-初回訪問時に確認・説明すること…148／3-治療，および治療内容の説明・報告…148

2. 使用する機材 ……………………………………………………… 150
3 安全管理 ………………………………………………………………… 152
　1. 診療計画 …………………………………………………………… 152
　2. 治療中の事故防止 ………………………………………………… 152
　3. 感染防止 …………………………………………………………… 156
　4. 治療後のトラブル ………………………………………………… 156
　　　1−術後の出血…156／2−ビスフォスフォネート（BP）製剤…156
4 診療報酬算定の特徴 …………………………………………………… 158
　1. 医療保険制度の特徴 ……………………………………………… 158
　2. 介護保険による算定 ……………………………………………… 158
　3. 医療保険と介護保険の給付調整 ………………………………… 158
5 要介護認定と居宅療養管理指導，介護保険のみなし指定 ………… 160
　1. 介護保険制度について（要介護認定）………………………… 160
　2. 介護支援専門員（ケアマネジャー）の役割 …………………… 162
　3. 歯科と介護保険（介護保険のみなし指定・居宅療養管理指導）………… 162
　　　1−医療系サービス事業者のみなし指定…162／2−居宅療養管理指導（および介護予防居宅療養管理指導）…164
6 地域包括ケアシステムと歯科 ………………………………………… 166
　1. 在宅療養支援歯科診療所・かかりつけ歯科医機能強化型歯科診療所 … 166
　2. 医師・看護師・薬剤師・管理栄養士による在宅療養支援 …… 168
　　　1−医師：診療所・在宅療養支援診療所と在宅療養支援病院…168／2−看護師：病院・診療所と訪問看護ステーション…169／3−薬剤師：病院・診療所と保険調剤薬局…169／4−管理栄養士：病院・診療所または指定居宅療養管理指導事業所…170
　3. 介護予防と歯科 …………………………………………………… 170
　4. 地域包括ケアシステム …………………………………………… 171
　　　1−地域包括ケアシステムは市町村を中心に…171／2−地域包括支援センターについて…171／3−地域ケア会議について…171／4−生活支援サービスの充実と高齢者の社会参加…172／5−地域の医療・介護連携に歯科も参加を…172

索引 ……………………………………………………………………………… 173

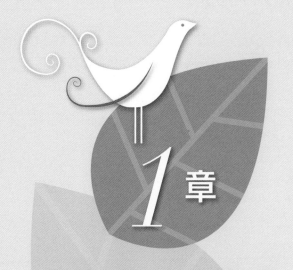

1章 疾患と注意点

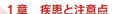

1章 疾患と注意点

高齢者の歯科診療にあたって

ポイント 高齢者の歯科診療では患者に関する情報収集が重要で，医科歯科連携に意識を向けた対応が重要となる．

　WHOの定義では65歳以上が高齢者とされているが，老化の速度は個人差が大きく，また罹患した疾患によって大きな影響を受けるため，個々の高齢者によって身体機能は大きな差がある．独歩で通院できる高齢者であれば，それだけのADL（日常生活動作）が保たれているということであり，身体的余裕があるため注意点は少ない．しかし，入院している，あるいは施設に入所している高齢者は，その理由となる何らかの重篤な疾患に罹患したことがある，あるいは罹患している高齢者である．つまり，有病者であり介護が必要な障害者である可能性が高い．高齢者歯科として，特別な対応が必要なのはこのような有病高齢者・要介護高齢者である．平成28年現在，高齢者の割合が21%[1]を超える超高齢社会（注：7%以上14%未満は高齢化社会，14%以上は高齢社会）となったわが国では，有病高齢者あるいは要介護高齢者に歯科が関与する機会が増えていくだろう．これらの高齢者に歯科治療を行うためにはリスク管理が重要である．医科疾患に関する注意点および疾患と口腔の関係を十分に把握しておくことは必須となる．

　実際の臨床では，まず十分な問診や服用薬剤の確認が必要であり，血液検査結果の参照が望ましい．高齢者への問診は，高齢者本人への聴取でははっきりしないことも多いため，家族や介護者から聴取することも必要である．さらに，施設や病院などにおいては，ADLや摂食状況，介護力等の日常生活に関わる要素も重要な情報であり，問診で把握する以外にも医科のカルテや看護記録，リハビリテーション記録が参照できるようであれば，そこから情報収集するとよい．服用薬剤は，お薬手帳等を参照して把握する．服用薬剤を確認する過程で，問診では聴取できなかった疾患の存在が判明することもある．また歯科だけで解決しようとせず，各科担当医とは密に連絡を取れる態勢を整え，医科歯科連携にて治療に当たる姿勢が重要である．歯科側から積極的に連携を図るよう働きかけていくべきである．

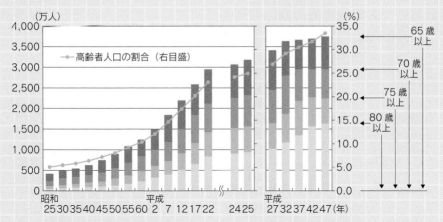

資料：昭和25年〜平成22年は「国勢調査」，平成24年および25年は「人口推計」
平成27年以降は「日本の将来推計人口（平成24年1月推計）」出生（中位）死亡（中位）推計（国立社会保障・人口問題研究所）から作成
注）平成24年および25年は9月15日現在，その他の年は10月1日現在

図1　高齢化率のグラフ
（総務省，http://www.stat.go.jp/data/topics/topi721.htm[1])）

表1　高齢者への情報収集の要点

・問診や血液検査結果の確認．
・本人からの確認が十分にできなければ，家族や介護者から聴取する．
・ADLや摂食状況，介護力等の日常生活に関わる要素も重要である．
・問診以外にも医科のカルテや看護記録，リハビリテーション記録から情報収集できるとよい．
・服用薬剤は，お薬手帳を参照する．

文　献
1) 総務省：高齢者人口及び割合の推移．http://www.stat.go.jp/data/topics/topi721.htm

1章 疾患と注意点

2 高血圧

> **ポイント** 高血圧患者の観血的処置時はモニタリングしたほうがよい．

　高血圧は罹患しやすい疾患の一つであり，高齢者歯科診療において最も遭遇する確率の高い疾患である．それ単体では致命的ではないが，脳血管障害や大動脈解離，虚血性心疾患など重篤な疾患につながるリスクがある．

　正常な血圧の定義は学会の見解などによってときに変わるが，おおむね収縮期140 mmHg，拡張期90 mmHg 未満を基準としている（**表1**）[1]．歯科処置は患者にストレスを与え，血圧上昇につながる恐れがある．そのため，抜歯などの侵襲が大きい観血的処置や局所麻酔実施の際には，血圧測定，つまりモニタリング（**図1**）を実施し血圧の変動に注意する必要がある．理想的には正常な血圧である 140/90 mmHg 以下に抑えた状態で歯科治療を実施することがよいとされるが，実際の高齢者における診療ではこの範囲に収まることはそれほど多くない．一般的には 180/110 mmHg 以上の血圧の場合は応急処置にとどめるべきとされている[2]．

　エピネフリンを含むリドカイン製剤とフェリプレッシンを含むプロピトカイン製剤が歯科で最も使われる局所麻酔薬である．エピネフリンは昇圧剤としても用いられるが，歯科用局所麻酔薬に含まれるエピネフリンの量は高血圧患者には影響の少ない程度の含有量なので，通常の歯科治療であれば高血圧患者に使用しても問題にはなりにくい．

　血圧上昇時には処置を中断し，しばらく安静にして待つ必要がある．収縮期で 180 mmHg 以下に落ち着けば処置を再開するが，落ち着かない場合は，当日の処置を断念せざるを得ない場合もある．また，降圧剤投与を実施して対応することもあるが，高齢者の場合，普段の血圧から過度に降圧させてしまうと脳虚血につながることもあるので，歯科だけで対応しようとせず，内科や循環器科と連携するとよい．日頃から内科や循環器科などと連携が取りやすい態勢を整えておくことが重要である．

表1 成人における血圧値の分類（mmHg）
（日本高血圧学会高血圧治療ガイドライン作成委員会，2014.[1]）

	分類	収縮期血圧		拡張期血圧
正常域血圧	至適血圧	<120	かつ	<80
	正常血圧	120〜129	かつ/または	80〜84
	正常高値血圧	130〜139	かつ/または	85〜89
高血圧	I度高血圧	140〜159	かつ/または	90〜99
	II度高血圧	160〜179	かつ/または	100〜109
	III度高血圧	≧180	かつ/または	≧110
	（孤立性）収縮期高血圧	≧140	かつ	<90

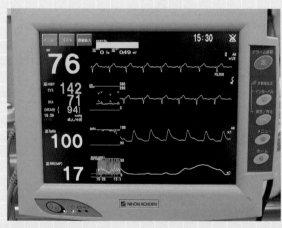

図1 モニタリング

文献
1) 日本高血圧学会高血圧治療ガイドライン作成委員会：高血圧治療ガイドライン 2014.
 http://www.jpnsh.jp/data/jsh2014/jsh2014v1_1.pdf
2) 大渡凡人：全身的偶発症とリスクマネジメント 高齢者歯科診療のストラテジー，医歯薬出版，東京，pp.77-98，2012.

1章 疾患と注意点

3 虚血性心疾患（狭心症，心筋梗塞）

> **ポイント** 虚血性心疾患患者にはモニタリングを実施しながら，なるべくストレスを与えないよう配慮する．

　虚血性心疾患は心臓の冠状動脈の狭窄・閉塞に伴って生じる心筋の酸素不足あるいは壊死による心臓の機能障害である．虚血性心疾患をもつ患者は，抗血小板薬や抗凝固薬の投与があるはずなので，観血的処置時には止血に注意する必要がある．

　虚血性心疾患はストレスを与えると発症しやすくなるため，バイタルサインのモニタリングは実施すべきである．心臓への負荷を表す指標として rate pressure product（RPP）（表1）という指標があり，それを参考にして歯科処置の実施あるいは続行を決めるとよい[3]．いずれにせよ，なるべく低侵襲な歯科治療に努め，疼痛などの苦痛を抑えた治療計画を検討する必要がある．

　局所麻酔を使用する際は，NYHA（New York Heart Association）心機能分類（表2）を指標にする．NYHA分類Ⅱ度ではエピネフリン含有歯科用リドカイン製剤（歯科用キシロカインカートリッジ）として1～2本，Ⅲ度で1/2～1本までの使用にとどめる．また，フェリプレッシン含有3％プロピトカイン製剤（歯科用シタネストオクタプレシン）であればNYHA分類Ⅲ度でも3本程度の使用が可能といわれている．

　また，過去には心筋梗塞発症後半年間，最近では30日間歯科治療禁止といわれていたが，医科歯科連携やチーム医療，周術期口腔機能管理が進んできている現在では，歯科治療のベネフィットが勝ると考えられる場合は実施することもある．たとえば，義歯調整などの低侵襲な歯科治療は半年間待つ必要性はない．また心筋梗塞発症直後の人工呼吸器管理下でも，自然脱落・誤飲のリスクがある動揺著明歯が認められた場合の抜歯については時期に捉われず柔軟に考えるべきである．もちろん，循環器内科の担当医などと相談して実施することはいうまでもない．

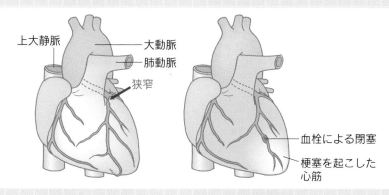

図1 狭心症(左)(堀江,2000.[1])(大渡,2012.[2])**と心筋梗塞(右)**(大渡,2013.[2])

表1 Rate pressure product (RPP)(椙山,2013.[3])

収縮期血圧	心拍数	RPP	歯科治療
200 mmHg	140 回/分	16,000	歯科治療の続行は危険である
180 mmHg	120 回/分	14,000	歯科治療を中断して安静にする
160 mmHg	100 回/分	12,000	要注意.いつでも中断できる体制をとる
			歯科治療を開始,継続してもよい

表2 NYHA (New York Heart Association) 心機能分類

I度	心疾患はあるが身体活動に制限はない.
	日常的な身体活動では著しい疲労,動悸,呼吸困難あるいは狭心痛を生じない.
II度	軽度の身体活動の制限がある.安静時には無症状.(例)外来受診でくるVR予定の患者
	日常的な身体活動で疲労,動悸,呼吸困難あるいは狭心痛を生じる.
III度	高度な身体活動の制限がある.安静時には無症状.(例)CCU退室直後の入院患者
	日常的な身体活動以下の労作で疲労,動悸,呼吸困難あるいは狭心痛を生じる.
IV度	心疾患のためいかなる身体活動も制限される.(例)CCU入院患者
	心不全症状や狭心痛が安静時にも存在する.わずかな労作でこれらの症状は増悪する.

(付)IIs度:身体活動に軽度制限のある場合,IIm度:身体活動に中等度制限のある場合

文 献
1) 堀江俊伸:狭心症.狭心症・心筋梗塞ビジュアルテキスト,医学書院,東京,pp.105-113,2000.
2) 大渡凡人:全身的偶発症とリスクマネジメント高齢者歯科診療のストラテジー,医歯薬出版,東京,pp.87-95,2012.
3) 椙山加綱:有病高齢者歯科治療のガイドライン.クインテッセンス出版,東京,p.63,2013.

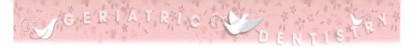

1章 疾患と注意点

4 感染性心内膜炎

> **ポイント** 感染性心内膜炎に関連する疾患・状態の患者における観血的処置時には，菌血症の予防が必要である．

　感染性心内膜炎は心臓（図1）の弁膜や心内膜などが細菌感染し，疣贅を形成することにより心機能が悪化する致死的状況にもつながりかねない重篤な疾患である．しばしば口腔内細菌が原因となることがあり，感染した心臓弁を機械弁などに置換する手術が実施される．

　重篤な感染性心内膜炎を起こす可能性が高い人工弁置換患者や感染性心内膜炎の既往症のある患者，複雑性チアノーゼ性先天性心疾患患者，閉塞性肥大型心筋症患者，弁逆流を伴う僧房弁逸脱患者などにおいては，口腔内由来の細菌が血流に混ざった状態である菌血症を防ぐために，十分な口腔衛生管理や感染源となりうる要歯科処置部位への対応が必要とされる．動揺歯や根尖病巣がある歯の抜歯などといった観血的処置だけでなく，歯周疾患や臼歯部の根分岐部病変（図2）なども菌血症の原因になりうるため，積極的に対応することが必要となる．

　菌血症を予防するために，観血的処置実施前の抗菌薬投与が推奨されている[1]．アモキシシリンの処置1時間前の経口投与（30 mg/kg）が推奨されている（サワシリン6 Cap）．しかし，保険診療上では抗菌薬の前投与は認められにくいという問題があり，投与しにくい状況である（しかし必要なので，保険請求に合致する範囲で適切に投与する）．循環器内科や心臓血管外科との連携が必要な領域である．

文　献
1) 日本循環器学会，日本胸部外科学会，日本小児循環器学会，他：感染性心内膜炎の予防と治療に関するガイドライン．2008年改訂版．
http://www.j-circ.or.jp/guideline/pdf/JCS2008_miyatake_h.pdf

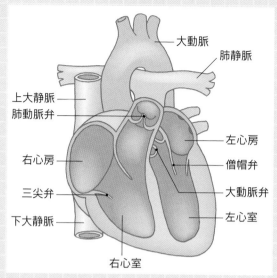

図1 心臓構造の図

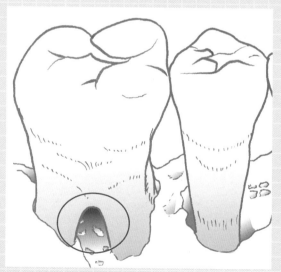

図2 根分岐部病変
分岐部の骨吸収が著しく進んでいる.

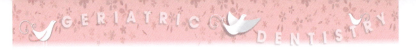

1章 疾患と注意点

肺　炎

> **ポイント**　誤嚥性肺炎予防に歯科が関与すべきで，それに対する方法として摂食嚥下リハビリテーションおよび口腔ケアがある．

　「肺炎は老人の友」といわれるように，高齢者において発生頻度の比較的高い疾患である．肺炎には肺炎球菌やウイルスなどによって引き起こされるものや，食べ物や唾液などが誤って肺に入ってしまいそこに細菌感染が生じて引き起こされる誤嚥性肺炎（嚥下性肺炎）などがある．わが国では死因としても第3位に位置づけされており，高齢者医療において対応が重要視されている疾患の一つである[1]．

　誤嚥性肺炎は脳梗塞や神経筋疾患，廃用症候群など，他の疾患による嚥下機能低下の結果として生じることも多く，おのずと要介護高齢者においては誤嚥性肺炎発症のリスクが高くなる．誤嚥性肺炎の治療は主として抗菌薬の投与であるが，口腔ケアで誤嚥性肺炎の発症率を減少できるという報告があり（**表1**）[2]，歯科としては口腔ケアや摂食嚥下リハビリテーションという観点で誤嚥性肺炎に関わる必要がある．またこれら以外にも人工呼吸器関連肺炎（ventilator associated pneumonia：VAP）という院内肺炎もあり，VAPに対しても口腔ケアが有効であると報告されており[3]，歯科が急性期医療に関わるべきであろう．口腔ケアの具体的手順については第3章を，摂食嚥下リハビリテーションについては第4章を参照されたい．

文　献

1) 厚生労働省：平成26年度人口動態統計月報年計（概数）の概況．
   http://www.mhlw.go.jp/toukei/saikin/hw/jinkou/geppo/nengai14/dl/gaikyou26.pdf
2) Yoneyama T, Yoshida M, Matsui T, Sasaki H：Oral care and pneumonia. Lancet, 354：515, 1999.
3) Schleder B, Stott K, Lloyd RC：The effect of a comprehensive oral care protocol on patients at risk for ventilator-associated pneumonia. J Advocate Health Care, 4：27-30, 2002.

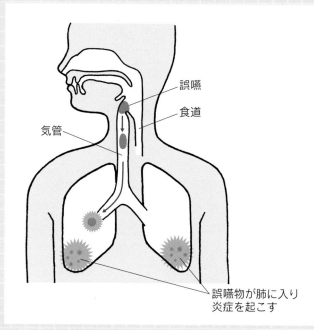

図1 誤嚥性肺炎の発症

表1 口腔ケアによる誤嚥性肺炎予防効果 (Yoneyama, et al., 1999.[2])

グループ	患者数	年齢 mean±SD	F/M	ADLs (ベースライン) mean±SD	MMSE (ベースライン) mean±SD	熱発者数 (%)	肺炎罹患者数 (%)	死亡者数 (%)
口腔ケア群	184	82.0±7.8	148/36	16.3±6.5	13.6±6.9	27**(15)	21*(11)	14**(7)
非介入群	182	82.1±7.5	145/37	16.2±6.7	13.9±6.9	54(29)	34(19)	30(16)

*$P<.05$ and **$P<.01$ show significant differences between groups with oral care and no oral care.
SD=standard deviation ; F/M=female/male ; ADLs=activities of daily living ; MMSE=Mini-Mental State Examination.

1章 疾患と注意点

ウイルス性肝炎

ポイント B型・C型肝炎は感染防護が重要で，肝硬変・肝がん患者は出血傾向および薬剤投与に注意が必要である．

　ウイルス性肝炎にはいくつかの種類があるが，歯科として注意すべき肝炎はB型とC型であり，術者自身への感染や術者から術者への感染，患者から患者への感染に注意が必要である．感染すると肝硬変を経て肝がんへと移行する可能性がある．B型肝炎についてはワクチンがあるが，C型肝炎については今のところワクチンはない．また近年，C型肝炎に対する薬剤が続々と開発されてきており，ウイルスを消滅できる可能性が増してきている．いずれにせよ，B，C型肝炎ウイルスをもつ患者に対して歯科治療を実施する場合は，他患者への感染を防護するために肝炎ウイルス感染の有無に関わらず標準感染防護策を実施すべきであり，また術者自身も針刺し事故などを起こさないように注意すべきであるのは今後も変わらない．

　肝炎ウイルス感染患者の歯科治療は，感染防護策を実施していれば通常はほとんど問題なく実施可能なため，高次医療機関に紹介する必要性はない．肝炎が進展し，肝硬変を経て，肝がんへと移行している患者の場合は肝機能の低下が認められ，血小板数の減少や凝固因子の低下による出血傾向が認められることがある．そのため，観血的処置を実施する際には感染にも注意すべきであるが，止血にも注意が必要であり，採血結果で血小板数（約5万/μL以上であれば十分止血可能）やPT-INR（約2.5以下であれば十分止血可能）の値を参照して処置の実施を検討し，縫合や局所止血剤の使用を検討する．肝機能低下のおもな指標としては，AST，ALT，PT，PT-INR，APTTなどがあげられる．肝機能が低下すると，いずれも上昇あるいは延長する（**表1**）．また，肝臓の代謝機能が低下することにより薬物代謝能力も低下している可能性がある．なるべく薬剤投与を実施しないような処置にとどめるか，腎機能にも注意しつつ腎排泄性薬剤（**表2, 3**）を選択するとよい．

表1　肝機能低下の指標

AST	12～35 IU/L
ALT	5～35 IU/L
PT	10～13秒
PT-INR	0.9～1.1
APTT	25～40秒

左記は基準値であり，これよりも上昇あるいは延長すると機能が低下している可能性がある．

表2　腎排泄性のおもな歯科処方薬剤

系統	一般名	おもな商品名
ペニシリン系	アモキシシリン水和物	サワシリン，パセトシン，アモリン
	アンピシリン水和物	ビクシリン
セフェム系	セフロキシムアキセチル	オラセフ
	セフテラムピボキシル	トミロン
	セフポドキシムプロキセチル	バナン，セフポドキシムプロキセチル
	セフジニル	セフゾン
	セファクロル	ケフラール
	セファレキシン	ケフレックス，センセファリン，ラリキシン
	セフメタゾールナトリウム	セフメタゾン
ニューキノロン系	シタフロキサシン水和物	グレースビット
	レボフロキサシン水和物	クラビット

表3　肝機能低下時のおもな消炎鎮痛薬

	一般名	おもな商品名
NSAIDs	チアラミド塩酸塩 エモルファゾン	ソランタール ペントイル
アニリン酸系	アセトアミノフェン	カロナール

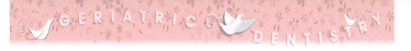

1章 疾患と注意点

7 腎不全

ポイント　腎不全患者は透析導入の有無に着目し，透析導入されていれば薬剤投与と歯科診察日の設定，処置中のモニタリングに注意し，口腔乾燥がある場合は口腔ケアが必要である．

　腎不全の原因は加齢変化や糖尿病性腎症，慢性糸球体腎炎などであるが，徐々に腎臓の機能である体内の老廃物の除去機能が低下して最終的には尿毒症に至る．それを改善する方法として透析療法があり，末期腎不全患者は概して2日に1回，半日かけて血液透析を行う．

　腎不全患者の場合，まず透析導入されているか否かを把握する必要がある．透析導入されていない軽度の腎不全の場合であれば，ほとんど気にする必要はない．透析導入するかどうかの直前の時期は状態が悪いことが多いので，透析導入後と同様に注意が必要である．そのためeGFRの値を参考に，腎不全の程度を確認すべきである（表1）．透析が導入されている患者の場合は，進行した腎不全があることの証なので，薬剤の投与，歯科処置実施日の設定，処置中の循環動態の確認に注意が必要となる．薬剤は腎排泄性の薬剤を避けるか，投与量を腎不全担当医と相談する必要がある．歯科で頻用する薬剤はほとんどが腎排泄性であるが，マクロライド系は使用可能である．鎮痛剤では，カロナールが投与しやすいといわれている．透析直後は疲労しているので当日の歯科治療はなるべく避け，透析翌日に設定したほうがよい．透析中は抗凝固薬を使用しているので，病院歯科や訪問歯科診療などで，もし透析中に歯科処置をせざるをえない場合は出血傾向に注意が必要である．循環動態が不安定な患者が多いので，高血圧への対応と同様，モニタリングを実施すべきである．

　透析患者は水分摂取制限されていることがあり，唾液分泌量が減少し口腔乾燥が生じていることがあるため[1]，口腔ケアや口腔用保湿剤（図1）の使用が必要な場合がある．また，集中治療室などの重症患者では，血液透析と似た持続的血液濾過透析法（continuous hemodiafiltration：CHDF，図2）が適用されている場合がある．敗血症や重症な腎不全，多臓器不全患者に適用される24時間持続的

表1 CKDのGFR Stage分類(KDIGO 2009)

病期 Stage	重症度	腎機能 GFR (mL/分/1.73 m^2)
G1	GFR 正常または亢進	≧90
G2	正常またはGFR軽度低下	60〜89
G3a	GFR 軽度〜中等度低下	45〜59
G3b	GFR 中等度〜高度低下	30〜44
G4	GFR 高度低下	15〜29
G5	末期腎不全	<15または透析

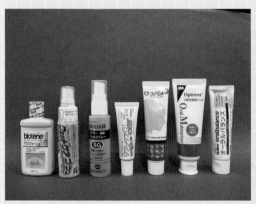

図1 口腔用保湿剤

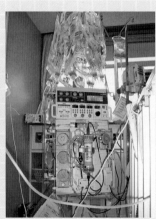

図2 CHDF

に実施する血液透析濾過方法であるが,CHDFの場合も抗凝固薬が使われる.したがって,口腔ケア時の歯肉,口腔粘膜からの出血に十分注意する.応急的に観血的歯科処置を実施する必要性がある場合は,全身状態も不良であることが多いので止血困難や感染などのリスクと歯科処置によって得られるベネフィットを天秤にかけて処置を実施するかどうか検討し,なおかつ主治医との連携が必須である.

文 献
1) 又賀泉:血液透析中高齢患者における顎口腔領域の合併症と歯科治療. 老年歯学, 25 (4): 402-409, 2011.

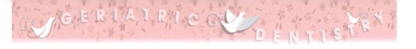

1章 疾患と注意点

糖尿病

> **ポイント**
> 糖尿病と歯周病の関連がいわれており，口腔内管理が必要である．
> 易感染性のため糖尿病患者の観血的処置時は創部の感染に注意する．

　糖尿病は血糖値が高い状態が慢性的に持続する疾患であり，進行すると糖尿病性網膜症，腎症，末梢神経障害などさまざまな合併症を発症する．歯周病と糖尿病は相互に関連していることがわかってきており，歯周病も糖尿病の合併症の一つであるとする場合もある[1]．

　糖尿病が軽度な場合は食事療法と適度な運動で対応し，進行するにつれて経口血糖降下薬（**表1**），インスリンの導入が検討される．未治療の糖尿病患者も多く問診だけではわからない場合もあり，病院などで可能であれば採血結果のHbA1c（NGSP：国際標準指標）を確認するとよい．年齢などの特性，治療状況により血糖コントロールの目標値が個別に設定されており，理想的な血糖値の正常化を目指す場合はHbA1c 6.0，合併症予防を目標とした場合は7.0，低血糖や合併症の既往などで治療の強化が難しい場合の指標は8.0となっている[2]．

　糖尿病は高血糖が問題の疾患だが，歯科治療時は逆に低血糖症状にも注意が必要である．低血糖症状にはめまいや気分不快，意識消失などの症状があり，糖分の摂取で改善される（飴やジュースなどでよい）．インスリンや血糖降下薬を服用して食事摂取していない，食事摂取が遅れた，などの理由で低血糖症状を起こしうる．歯科治療により食事時間がずれることはよくあるので，食事時間にずれこまないような時間帯の工夫や，朝食や昼食の摂取状況の聴取が必要である．

　血糖コントロール不良の糖尿病患者（目安はHbA1c 7.0以上）に観血的処置を実施する場合は，易感染性による創部感染予防目的で術直前・術後の抗菌薬投与が推奨されている[3]．歯周病と関連もあるため（**表2**），口腔内管理は必要である．

文　献
1) Preshaw PM, Alba AL, Herrera D, et al.：Periodontitis and diabetes：a two-way relationship. Diabetologia, 55：21-31, 2012.
2) 日本糖尿病学会：化学的根拠に基づく糖尿病治療ガイドライン2013.
http://www.jds.or.jp/modules/publication/index.php?content_id=4

表1 経口血糖降下薬 (子島, 2015.[4])

糖尿病薬の分類	作用機序	特徴	副作用	薬剤名
スルホニル尿素薬	膵β細胞のインスリン分泌促進.	・比較的緩徐に長時間作用する.	・低血糖 ・体重増加 ・肝障害	グリベンクラミド グリクラジド グリメピリド
速効型インスリン分泌促進薬	膵β細胞のインスリン分泌促進.	・すみやかに短時間作用する. ・食後高血糖に有用.	・低血糖 ・体重増加 ・肝障害	ナテグリニド ミチグリニド レパグリニド
α-グルコシダーゼ阻害薬	小腸での糖分解を阻害し吸収を緩徐化.	・食前に服用する・食後高血糖を改善する. ・単独では低血糖を起こしにくい.	・肝障害 ・胃腸障害(放屁・下痢・便秘・腹部膨満)	アカルボース ボグリボース ミグリトール
ビグアナイド薬	肝の糖新生阻害・消化管の糖吸収抑制・インスリン感受性改善.	・体重が増えないので過体重・肥満の2型糖尿病の第一選択. ・単独では低血糖を起こしにくい.	・乳酸アシドーシス ・胃腸障害	メトホルミン ブホルミン
チアゾリン薬	インスリン抵抗性の改善.	・単独では低血糖を起こしにくい.	・浮腫 ・心不全 ・体重増加 ・骨折 ・膀胱癌 ・黄斑浮腫	ピオグリタゾン
DPP-4阻害薬	食後腸から分泌され膵に作用しインスリン分泌を促すGLP-1の分解酵素DPP-4を阻害しインスリン分泌を促進しグルカゴン分泌を抑制.	・血糖依存性にインスリン分泌を促進. ・単独では低血糖を起こしにくい.		シタグリプチン ビルダグリプチン アログリプチン リナグリプチン テネリグリプチン アナグリプチン サキサグリプチン
SGLT2阻害薬	近位尿細管でのブドウ糖再吸収を抑制し尿中に糖を排出.	・体重低下. ・単独では低血糖を起こしにくい. ・腎障害例では効果減弱 ・若年肥満症例が好適応	・脱水 ・性器感染 ・尿路感染	イプラグリフロジン ダパグリフロジン ルセオグリフロジン トホグリフロジン
配合薬	異なる作用を有する2剤を配合.	・錠剤数が減るので患者のアドヒアランスが向上. ・第一選択薬としては使用できない.		ピオグリタゾン+メトホルミン ピオグリタゾン+グリメピリド アログリプチン+ピオグリタゾン ミチグリニド+ボグリボース

表2 糖尿病患者に対する歯周治療ガイドラインの要点 (日本歯周病学会[3])

1. DM患者では歯周病の発症や進行のリスクが高く,再発しやすいことから,SPTの間隔は短くすべきである.
2. 糖尿病患者の歯周治療において,局所抗菌療法が有効である.
3. 糖尿病患者と健常者の歯周基本治療の効果や抜歯の術後経過に差はない.
4. 糖尿病患者に歯周治療を実施する場合には,HbA1cを6.5%以下に維持することが望ましい.
5. 歯周治療を行うと,糖尿病の病態が改善する可能性がある.

---

3) 日本歯周病学会:糖尿病患者に対する歯周治療ガイドライン改訂第2版.
   http://www.perio.jp/publication/upload_file/guideline_diabetes.pdf
4) 子島潤:代謝性疾患. 森戸光彦編集主幹, 老年歯科医学, 医歯薬出版, 東京, p.97, 2015.

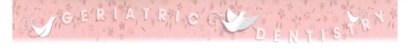

1章 疾患と注意点

がん

ポイント 歯科は頭頸部がんへの対応だけでなく，周術期口腔機能管理で他領域のがんへの支持療法的な関与も求められている．

　がんは死亡原因のトップを走る最も一般的な疾患の一つである[1]．がん細胞のコピーが無制限に繰り返されることによって生じる疾患で，治療は進歩し続けているがまだまだ死亡率の高い疾患である．

　歯科医師は口腔がんなど頭頸部領域のがんについて教育を受ける機会が多い．しかし，今後歯科が関わるべきがん診療は，頭頸部領域だけではない．がんの治療を大きく分けると手術療法，化学療法，放射線療法の三つがあげられる．口腔以外のがんにおいて，それら三つの療法がうまく遂行されるように支える，すなわち歯科による支持療法の実施（周術期口腔機能管理とよばれる）という点で，口腔以外の領域のがんと歯科が関わる機会が増えてきている．

　手術療法については，術中・術後の合併症（歯の脱臼や術後の創部感染など）予防目的で歯科が介入する．化学療法については，抗がん剤による合併症予防，症状軽減目的で歯科が介入する．使用する抗がん剤の種類によっては，口腔粘膜炎の発症や骨髄抑制期の口腔内感染の増悪といった問題が生じることがある．そのためにがんの治療を中断せざるをえない場合があり，それを防いでがんの治療が円滑に遂行されることを支持することが歯科に求められる．口腔清掃状態を良好に保つ口腔管理が基本となり，また口腔粘膜炎による疼痛への対応など経口摂取を適切に支援することが歯科に求められる（口腔粘膜炎のグレード：**表1**参照）．血液がんの場合は，強い化学療法を実施し無菌室への入院となるほど感染に弱い状態となることが多く，口腔内の感染管理が重要となる．可能であれば事前に口腔内感染巣を徹底的に除去する．歯周治療や動揺著明歯の抜歯は実施すべきであるが，無症状の根尖感染巣や根分岐部病変をもつ歯への対応はどうするべきかなど，コンセンサスがまだ得られていないところもある．

　放射線療法については，口腔が照射野に含まれる場合，口腔粘膜炎を引き起こすため，その軽減や症状緩和目的で歯科が介入する．

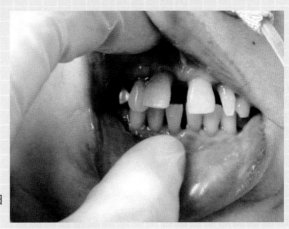

図1 挿管時の歯の脱臼（1)）

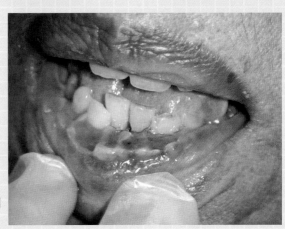

図2 化学療法による口腔粘膜炎

表1 口腔粘膜炎のグレード．CTCAE ver4.0
Common Terminology Criteria for Adverse Events（CTCAE）Version 4.0 の中の，「口腔粘膜炎（Oral Mucositis）」の項目が一般的に使用されている．

Grade 1	症状がない，または軽度の症状がある．治療を要さない．
Grade 2	中等度の疼痛．経口摂取に支障がない．食事の変更を要する．
Grade 3	高度の疼痛．経口摂取に支障がある．
Grade 4	生命を脅かす．緊急処置を要する．
Grade 5	死亡．

文　献
1) 厚生労働省：平成 26 年度人口動態統計月報年計（概数）の概況．
 http://www.mhlw.go.jp/toukei/saikin/hw/jinkou/geppo/nengai14/dl/gaikyou26.pdf

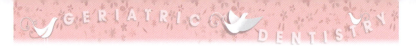

1章 疾患と注意点

脳血管障害

ポイント 脳血管障害の後遺症によってさまざまな障害が引き起こされ，口腔にも大きな影響を与える．

　脳血管が詰まる脳梗塞と，脳血管が切れて出血する脳出血，動脈瘤の破裂により脳を包むクモ膜の下に出血して生じるクモ膜下出血の三つが脳血管障害である（図1）．多くの場合は後遺症があり，四肢の麻痺や認知力の低下，失語，構音障害などさまざまな障害の原因となる．障害をもつと口腔清掃状態が不良になる場合が多く，障害は歯科疾患の大きなリスクファクターといえる[1]．たとえば，上肢の障害で口腔清掃が不十分になることや，口腔内の知覚が低下して口腔内残留が増加することなどで，口腔内環境が悪化する．

　また脳血管障害は摂食嚥下障害の原因となることが多く，経口摂取困難の原因となりうる．すると経鼻経管栄養（図2）や胃瘻などといった経口摂取以外の代替栄養法がとられ，口腔が栄養手段として使われなくなることがある．経口摂取していないのであれば，口腔の管理は不必要と考えるのは間違いである．刺激が入らないことで唾液の分泌量が低下して口腔は乾燥し，剥離上皮膜（粘膜の垢のようなもの）や気道分泌物が口腔から咽頭に貯留し，経口摂取時とは異なる汚染物が付着する．したがって，十分な口腔ケアが必要となる．

　また，脳梗塞を発症すると抗血小板薬や抗凝固薬を服用することが多い．詳細については「13」の項目（p.26）を参照していただきたいが，観血的処置を実施する際に注意が必要となる．口腔内の知覚低下に関連する問題としては，食物残留が増加するだけでなく，口腔粘膜の咬傷発生もあげられる（図3）．歯冠形態の修正やプロテクターの装着（図4）が必要な場合がある．

文　献
1) 片倉伸郎，山本あかね，小宮山ひろみ，他：リハビリテーション科外来を受診した脳血管障害の既往のある高齢者の医学的・歯科医学的特徴と歯科治療の必要性．老年歯学，17（2）：143-155，2002．
2) Pulsinelli WA：Hemorrhagic cerebrovascular disease. Goldman L, et al., ed. Cecil Textbook of Medicine CD-ROM, Sunders, Philadelphia, 2000.

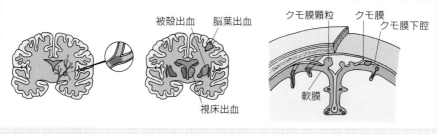

図1 脳血管疾患（Pulsinelli, 2000.[2]）（大渡, 2015.[3]）
脳梗塞（左）：脳血管が詰まり局所の脳組織が壊死する．
脳出血（中）：脳内の血管が破れ，脳実質内に起きた出血．
クモ膜下出血（右）：クモ膜下腔に出血が起きたもの．

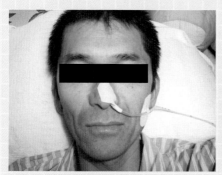

図2 経鼻経管栄養

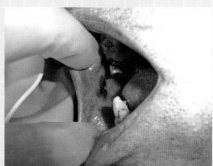

図3 頰粘膜咬傷

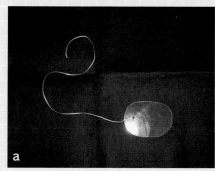

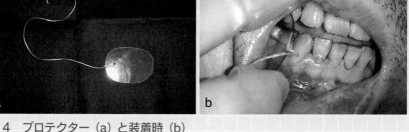

図4 プロテクター（a）と装着時（b）

3) 大渡凡人：全身的偶発症とリスクマネジメント 高齢者歯科診療のストラテジー，医歯薬出版，東京，pp.197-199, 2012.

1章 疾患と注意点
11 神経筋疾患

> **ポイント** 神経筋疾患患者への歯科治療は，実施そのものに大きな問題はないが，移動時の転倒や摂食嚥下障害，水分誤嚥には注意が必要である．

　神経筋疾患は，脳脊髄や末梢神経とその支配する筋，あるいは筋肉そのものが障害されて生じる疾患であり，根治困難なものが多い．パーキンソン病や脊髄小脳変性症，筋萎縮性側索硬化症（amyotrophic lateral sclerosis：ALS），などが神経筋疾患としてあげられる．原因はさまざまである．いずれも歯科治療時に大きな問題はないが，摂食嚥下障害を生じることがあるので，摂食嚥下リハビリテーションや口腔ケアが必要な場合がある．また，水分の咽頭流入や誤嚥には注意が必要である．水平位にしないなどの体位設定や切削器具水分量の調節，十分な吸引などで誤嚥させないように注意する．歯科臨床上，遭遇する可能性が最も多い神経筋疾患はパーキンソン病であろう．パーキンソン病は脳でのドパミン欠乏により引き起こされる疾患で，症状としては無動，振戦など体の動きが悪くなることがあげられる（**表1**）．ドパミンを補う薬物の投与にて治療するが，歯科治療は薬剤がしっかり効いている時間帯に実施するのがよい．また，歩行がすぐには難しい場合があり，いったん歩き始めると加速してしまうことがあるので，歯科治療台に移乗するときなどには余裕をもって対応する必要がある．意思疎通も緩徐になるので，治療内容の説明などは余裕をもって実施する必要がある．ヤールの重症度分類や生活機能度分類（**表2**）が参考になるので理解しておくとよい．
　次に，ALS は全身の筋萎縮が進行する疾患で，四肢筋力の低下だけでなく，徐々に呼吸筋の筋力低下も進み人工呼吸器管理が必要となる．ALS 患者は摂食嚥下障害や軟口蓋挙上不全が生じることも知っておきたい．一般的に軟口蓋挙上不全に対しては軟口蓋挙上装置の製作が検討されるが，ALS 患者の場合は軟口蓋の知覚が残存しているので嘔吐反射が誘発され装着できないことが多い．また，ALS などの球症状（延髄の障害による麻痺）を呈する疾患では，舌萎縮が認められることがある（**図1**）．舌も筋肉であり，その支配神経が障害されると萎縮する．

表1 パーキンソン病の四大徴候

振戦	手足の震え
筋固縮	筋肉のこわばり
無動・寡動	動作の鈍さ
歩行障害・姿勢反射障害	すくみ足や体のバランスの崩れ

表2 ヤールの重症度分類と生活機能症度分類

ヤールの重症度分類		生活機能症度	
Stage I	一側性障害のみで，片側上下肢の静止振戦・固縮のみ．通常機能障害は軽微またなし．	I度	日常生活，通院は一人で可能．労働能力もかなり保たれる．
Stage II	両側性障害で，四肢・体幹の静止振戦・固縮と姿勢異常・動作緩慢（無動がみられる）．		
Stage III	歩行障害が明確となり，方向変換や押されたときの不安定さなど姿勢反射障害がみられる．身体機能はやや制限されているものの，職業の種類によっては，ある程度の仕事も可能である．身体的には独立した生活を遂行できる．その機能障害度は，まだ軽度ないし中等度にとどまる．	II度	a．身の周りのことなどは，なんとか一人で可能．細かい手指の動作，外出，通院などには部分的介助が必要．労作能力はかなり制限．
Stage IV	無動は高度となり，起立・歩行はできても障害が強く，介助を要することが多い．姿勢反射障害は高度となり，容易に転倒する．		b．日常生活の大半は介助が必要となり，通院は車で運んでもらわないと困難．労働能力はほとんど失われる．
Stage V	1人では動けないため寝たきりとなり，移動は車椅子などによる介助のみで可能．	III度	すべての日常生活は介助が必要で，労働能力はまったくない．

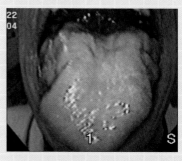

図1 舌萎縮（写真は球脊髄性筋萎縮症患者）

1章 疾患と注意点

12 認知症

> **ポイント** 認知症患者の程度はさまざまなので，最初から不可能と考えずに歯科治療や口腔ケアの実施は個別的に対応する．

　認知症は，脳の細胞が何らかの原因で減少したり働きが悪くなって生じる．症状は多彩で，記憶障害や見当識障害（日時や場所の理解が障害されること）などの症状が代表的であり，進行すると摂食嚥下障害や昏睡状態に陥ることもある．アルツハイマー型認知症，血管性認知症，レビー小体型認知症，前頭側頭型認知症が四大認知症といわれている．

　認知症の中期頃までは歯科治療は十分実施可能であり，認知症だから歯科治療を実施しないというのは誤った考え方である．疾患の進行状況によって認知の障害程度が異なり，また個人差もあるため個別対応が必要となる．個別の対応法すべてを列記することは難しく成書を参照されたいが，認知症で最も多いアルツハイマー型認知症の口腔管理についてFAST分類に合わせた対応表を示す（**表1**）[1]．認知症が進行すると徐々に意思疎通が困難となって歯科治療も困難となり，自力での口腔衛生管理も不可能となるため，口腔ケアが主たる対応になってくる．認知症が軽度な段階であらかじめ「管理しやすい口腔内環境」を意識して対応しておくとよいだろう．認知症が「やや高度」から「高度」になると，口腔ケアに対しても拒否的・攻撃的になる場合がある（逆に終末期になると拒否しなくなる，できなくなることが多い）．有効な対応方法が決まっているわけではないため，十分に時間をかけて説明することや，歯ブラシを手で持たせて口腔ケアを実施するなど，個別的に種々の方法を試して対応するのが現実的である．今後の高齢社会の進展に伴い，認知症患者の口腔管理は重要になるであろう．認知症患者においては，摂食嚥下の認知期の問題（食べ物を食べ物と認識できない）が生じて摂食が困難になり，また終末期には咽頭期の問題が生じて誤嚥や窒息などを招くので，摂食嚥下リハビリテーションをはじめとした適切な対応が必要となる．

文　献
1) 平野浩彦：認知症高齢者の歯科治療計画プロセスに必要な視点．日補綴会誌，6：249-254，2014．

表1 FAST分類 (平野, 2014.[1])

FAST stage	臨床診断	FASTにおける特徴	口腔ケア（セルフケア）	口腔機能（摂食嚥下機能）	口腔のケア（支援・介助）
1 認知機能の障害なし	正常	・主観的及び客観的機能低下は認められない	正常	正常	健常者と同じ対応
2 非常に軽度の認知機能の低下	年齢相応	・物の置き忘れを訴える ・喚語困難			
3 軽度の認知機能低下	境界状態	・熟練を要する仕事の場面では機能低下が同僚によって認められる ・新しい場所に旅行することは困難	従来のブラッシング法は保持されるものの、口腔清掃にむらが生じる 新たな清掃器具、手技などの指導の受け入れが困難となるケースがある		認知症との診断がされていないケースが多く、口腔清掃の低下を契機に認知症と診断される可能性がある時期である
4 中等度の認知機能低下	軽度AD	・夕食に客を招く段取りをつけたり、家計を管理したり、買い物をしたりする程度の仕事でも支障をきたす	従来のブラッシング法は何とか保持されるものの、口腔清掃状況に低下を認める 新たな清掃器具、手技などの指導の受け入れは極めて困難となる		複雑な指導の受け入れが困難となるため、単純な指導を適宜行うことにより口腔清掃の自立を促すことが必要となる 一部介助も必要となる時期であるが、介助の受け入れは自尊心が障害となり困難な場合が多い
5 やや高度の認知機能低下	中等度のAD	・介助なしでは適切な洋服を選んで着ることができない ・入浴させるときなだめすかすなどの説得の必要性が出現する	自らのブラッシング行為は遂行困難となる	認知機能の低下により、先行期に障害を求めるケースがある 食事摂取に偏りが出現し、自己の嗜好性に合った品目のみの摂取などを認めることがある	口腔清掃を促すことにより口腔清掃の自立は困難ながら保持できるが、介助は導入に配慮が必要で、不適切な導入は介助拒否となることもある 対象者の食事への嗜好性に配慮した食事提供が必要となる
6 高度の認知機能低下	やや高度のAD	・不適切な着衣 ・入浴に介助を要する ・入浴を嫌がる ・トイレの水を流せなくなる ・尿、便失禁	セルフケアが困難となる清潔行為が困難となるためブラッシングなども行わなくなるが、歯ブラシなどを提示するとブラッシング行為は行うことがあるが、清掃行為としての認識は低下	先行期障害が顕著 食具の使用が限られる摂食・嚥下障害が認められているが、一口量、ペーシングが不良となりそれが原因でむせ、食べこぼしなどが出現する	口腔清掃は一部介助が必要となり全介助のケースもあるが、対象者の不快感を極力軽減する配慮が必要となる 使用可能な食具を選択しその際、一口量が過剰にならない配慮が必要となる 食事の配膳などにも配慮が必要となり、ケースによっては一品ごとに提供することも効果的である
7 非常に高度の認知機能低下	高度のAD	・言語機能の低下 ・理解しうる語彙は限られた単語となる ・歩行能力、着座能力、笑う能力の喪失 ・昏迷および昏睡	セルフケアが顕著に困難となる	食具の使用が困難となる 多くの場合嚥下反射の遅延が認められるものの、咀嚼機能、嚥下機能は保持されている 姿勢の保持が困難となり、そのために摂食・嚥下障害が出現する 廃用症候群により摂食・嚥下障害の出現も認められる	口腔清掃は全介助となり、口腔内感覚の惹起を目的に食事提供前の口腔ケアが効果的なケースもある 食事環境（配膳、食形態、姿勢など）の整備に配慮が必要となり、食事も一部介助から全介助となるケース、さらには経口摂取が困難となり経管栄養などの方法も必要となる

1章 疾患と注意点

13 注意すべき薬剤

> **ポイント** 医科疾患に対して投与されるいくつかの薬剤は口腔に大きな影響を与える.

　高齢者は有病者であることが多く，何らかの服用薬剤があることも多い．そのなかには，口腔に大きな影響を与える薬剤がある．ここにすべてをあげることはできないが，いくつかの重要な薬剤を紹介する．

1. 抗血小板薬（表1）

　脳梗塞後の患者に投与されていることが多く，口腔内の観血的処置時に止血困難となることがある．抗血小板薬は止血の働きをする血小板の作用を抑え，服用すると血栓が形成されにくくなる．抗血小板薬を服用していても血小板の数値自体が減少するわけではなく，血液検査結果上の変化はない．したがって抗血小板薬は「服用している」という事実を把握することが重要である．通常，抜歯などの観血的処置時では抗血小板薬の休薬はしない[1]．休薬による脳梗塞再発リスクのほうがはるかに大きな問題であり，また抜歯程度の処置であれば止血困難となることは少ない．ただし，十分な圧迫や縫合処置などの止血処置は実施すべきである．また，抜歯部位が歯周炎に罹患していると止血困難につながるため，あらかじめ清掃状態を良好にしてなるべく歯周炎を軽減させておくことも重要である．

2. 抗凝固薬（表2）

　心筋梗塞や心原性脳梗塞，心房細動などの既往がある患者に投与される．数種類あるが，ワルファリンカリウムとそれ以外，というように覚えるとよい．ワルファリンカリウムの場合は採血結果のPT-INRの値を確認する．おおむね2.5以下であれば観血的処置は十分可能である[1]．それ以上の場合は休薬ではなく，担当医に減薬してもらうのが一般的な対応である．ワルファリンカリウム以外の抗凝固薬はPT-INRの値などに影響はなく，採血結果では確認できない．したがっ

表1 おもな抗血小板薬

一般名	商品名
アスピリン	バイアスピリン アスピリン* ゼンアスピリン*
シロスタゾール	プレタール シロスタゾール* コートリズム* シロシナミン* シロスレット* プレトモール* ホルダゾール*
クロピドグレル	プラビックス クロピドグレル* コンプラビン*
チクロピジン	パナルジン チクロピジン* ジルベンダー* マイトジン*

*ジェネリック薬品

表2 おもな抗凝固薬

一般名	商品名
ワルファリンカリウム	ワーファリン ワルファリン*
ダビガトラン	プラザキサ
リバーロキサン	イグザレルト
アピキサバン	エリキュース
エドキサバン	リクシアナ

*ジェネリック薬品

て，抗血小板薬と同様，「服用している」という事実を把握して止血処置を実施することが重要である．抗凝固薬の場合も，圧迫止血や縫合処置，あらかじめの歯周炎への対応などが必要なことはいうまでもない．

3. Ca拮抗薬，抗てんかん薬，免疫抑制剤

それぞれ効果は異なるが，歯肉肥大（図1）を引き起こす可能性がある．服用者全員に発症するわけではない．歯肉が肥大すると複雑な形態となり，プラークコントロールが難しくなり，歯肉炎，歯周炎につながる．十分な口腔清掃指導を実施し，肥大が極端に大きい場合は歯肉切除することも検討するが，現実的には実施しないことが多い．Ca拮抗薬ではニフェジピン，抗てんかん薬ではフェニトイン，免疫抑制剤ではシクロスポリンが代表的な歯肉肥大を引き起こす薬剤である．

4. ビスフォスフォネート製剤，デノスマブ (表4)

ビスフォスフォネート製剤およびデノスマブは，おもにがんの骨転移抑制目的あるいは骨粗鬆症に使用される薬剤である．がん治療はもちろんのこと，骨折による寝たきりの予防につながり，ひいては生命予後の延伸やQOLの改善などが見込め，非常に有用な薬剤である[2,3]．しかし，歯科領域に関しては薬剤関連性顎骨壊死（Medication Related Osteonecrosis of the Jaw：MRONJ）（図2，表3）を生じさせることがあるのが大きな問題である．MRONJの症状は，骨露出や骨壊死周囲組織の感染による排膿，外歯瘻の形成であり，重症化に伴い経口摂取が阻害される．抗菌薬の長期投与あるいは顎骨の外科的切除などで対応されるが，難治性となることも多く，現在のところ対応方法は確立されていない．MRONJのリスクファクターとして，抜歯や歯性感染症，口腔衛生状態不良があげられており[4]，発症率をなるべく下げるためには，薬剤投与前の歯科受診，問題部位の予防的対応，定期的な歯科受診が必要である．MRONJ発症時には薬剤の中止を検討し，MRONJ部の感染を防ぐために口腔ケアや歯周治療，洗浄処置を継続的に実施していく必要性がある．

5. ステロイド

ステロイドは抗炎症作用，抗アレルギー作用，免疫抑制作用などさまざまな効

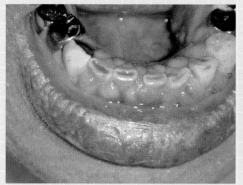

図1 歯肉肥大

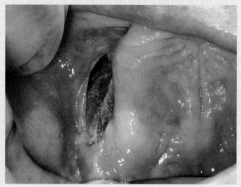

図2 MRONJ

表3 顎骨壊死のステージング (米田ほか, 2012.[5])

	ステージング	治療法
ステージ0 (注意期)	骨露出/骨壊死は認めない. オトガイ部の知覚異常 (Vincent症状), 口腔内瘻孔, 深い歯周ポケット. 単純X線写真で軽度の骨溶解を認める.	抗菌性洗口剤の使用 瘻孔や歯周ポケットに対する洗浄 局所的な抗菌薬の塗布・注入
ステージ1	骨露出/骨壊死を認めるが, 無症状. 単純X線写真で骨溶解を認める.	抗菌性洗口剤の使用 瘻孔や歯周ポケットに対する洗浄 局所的な抗菌薬の塗布・注入
ステージ2	骨露出/骨壊死を認める. 痛み, 膿排出などの炎症症状を伴う. 単純X線写真で骨溶解を認める.	病巣の細菌培養検査, 抗菌薬感受性テスト, 抗菌性洗口剤と抗菌薬の併用 難治例:併用抗菌薬療法, 長期抗菌薬療法, 連続静注抗菌薬療法
ステージ3	ステージ2に加えて, 皮膚瘻孔や遊離腐骨を認める. 単純X線写真で進展性骨溶解を認める.	新たに正常骨を露出させない最小限の壊死骨掻爬, 骨露出/壊死骨内の歯の抜歯, 栄養補助剤や点滴による栄養維持 壊死骨が広範囲に及ぶ場合:辺縁切除や区域切除

果をもち，さまざまな疾患に投与される．自己免疫疾患や神経筋疾患，がん治療やその症状緩和目的でも多用され，よくみる薬剤の一つである．よい薬ではあるが副作用もあり，易感染状態やステロイド性糖尿病，骨粗鬆症などを引き起こす可能性がある．口腔の場合，ステロイドの長期投与や大量投与にて易感染状態となり，口腔カンジダ症の症状が出現しやすくなる．ほとんどが白色の偽膜を形成する偽膜性口腔カンジダ症（図3）で，この場合は自覚症状が乏しいか，あってもザラザラする，ピリピリするなどの軽度違和感程度である．ときどき味覚異常を生じることもある．終末期など，免疫力が低下している場合はカンジダ性口内炎（図4）を生じることもあり，その場合は疼痛が強くなる．高齢者でステロイドを長期投与することがある疾患としては，リウマチなどの自己免疫疾患，間質性肺炎，慢性閉塞性肺疾患，化学療法実施時，終末期がん患者などである．また，ステロイドの投与により易感染状態となるので，観血的処置時の感染には注意が必要であり，創部の大きさによっては術後の抗菌薬投与を検討する場合もある．

文 献

1) 日本有病者歯科医療学会，日本口腔外科学会，日本老年歯科医学会：科学的根拠に基づく抗血栓療法患者の抜歯に関するガイドライン2015年改訂版，改訂第2版．
2) Geusens P : Strategies for treatment to prevent fragility fractures in postmenopausal women. Best Pract Res Clin Rheumatol, 23 : 727-740, 2009.
3) Smith MR, Saad F, Coleman R, et al : Denosmab and bone metastasis-free survival in men with castration-resistant prostate cancer : Results of a global phase 3, randomaised, placebo-controlled trial. Lancet, 379 (9810) : 39-46, 2012.
4) American Association of Oral and Maxillofacial Surgeons : Position Paper, Medication-Related Osteonecrosis of the Jaw -2014 Update. J oral Maxillofac Surg, 72 (10) : 1938-1956, 2014.
5) 米田俊之，荻野浩，杉本利嗣，他：ビスフォスフォネート関連顎骨壊死に対するポジションペーパー（改訂追補2012年版），2012.

表4 ビスフォスフォネートおよびデノスマブ

用途	一般名	商品名
骨粗鬆症	アレンドロン酸	ボナロン フォサマック アレンドロン酸*
	エチドロン酸	ダイドロネル
	ミノドロン酸	ボノテオ リカルボン
	リセドロン酸	ベネット アクトネル リセドロン酸*
	イバンドロン酸	ボンビバ
	デノスマブ	プラリア
悪性腫瘍	アレンドロン酸	テイロック
	ゾレドロン酸	ゾメタ ゾレドロン酸*
	パミドロン酸	アレディア パミドロン酸*
	デノスマブ	ランマーク

*ジェネリック薬品

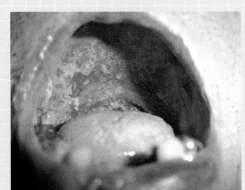

図3 偽膜性口腔カンジダ症

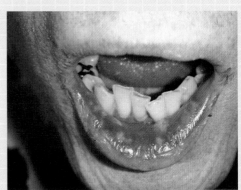

図4 カンジダ性口内炎

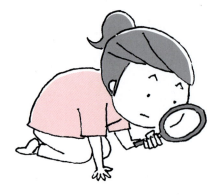

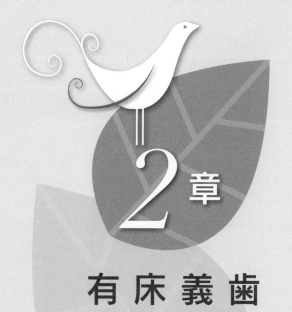

2章 有床義歯

2章　有床義歯

高齢者の有床義歯への補綴的介入

医学的必要性からだけでなく，食事などの患者の生活を考慮し，補綴的介入の程度を決定する．

有床義歯を装着していない

　病院・施設・在宅への訪問時に限らず，診療所においても，高齢者では歯科補綴学的に有床義歯が必要にも関わらず，義歯を装着していない場合が少なくない．高齢者を診療するには，医療者としてただ闇雲に義歯を新製しようとするのではなく，生活支援という観点からも，まずは義歯を装着していない理由と補綴的介入の必要性を検討する（図1）．その際，義歯非装着でも食事ができているか，義歯装着で食形態の向上や食事のストレスを軽減できるかをポイントに検討するとよい．

　義歯非装着の理由がカンジダ性口内炎など口腔内環境の問題であれば，まずそれを改善したあとに検討する．また，義歯不適合，破損，装着時・咬合時の疼痛など，非装着の理由が義歯に関するものであれば，原則は外来通院患者と同様の対応でよい（義歯調整，義歯修理の項を参照）．

　病院・施設・在宅で療養中の高齢者に対する補綴的介入で注意することは，①義歯非装着でも十分に食べられる高齢者も存在すること，また，②全身状態の低下に伴う口腔機能の（予備力）低下によって義歯不適合が顕在化することが多いこと，である．筆者の経験からいえば，入院前は普通に使えていた義歯が，入院後に使いこなせなくなる症例はかなり多く，もとの義歯の質が低いほど，その傾向は強い．

1─義歯なしでも食べられる（図2）

　病院・施設・在宅で療養する高齢者では，さまざまな理由によって長期間義歯を装着せずに食事をしている者も多く，特に嚥下機能が十分に保たれている場合には，常食に近いレベルの食形態の食事を摂取していることも少なくない．その

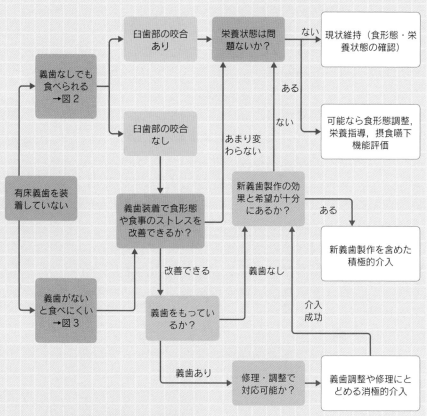

図1 高齢者の有床義歯への補綴的介入

ような場合，患者本人よりも家族の希望で歯科受診となる場合も多いため，新義歯製作を含めた積極的介入の可否については慎重に判断すべきである．精神機能も含めて，本人が義歯を使いこなせる機能を有しているかを評価しておく．特に，認知症を有する高齢者で義歯非装着が長かった場合は，義歯の装着が困難であることも多い．摂食場面の観察を行ったうえで，摂食時のエピソードや栄養状態に問題がなければ，経過観察を選択するのも有意義な判断である．一方，問題がある場合には，食形態調整（多くの場合は食事のレベルを下げる）か，摂食嚥下機能の精査を行う．

2 ─ 義歯がないと食べにくい（図3）

原則的には，上下の小臼歯での咬合が確保されていない場合には，前歯部の咬合があったとしても，補綴的介入を検討する．特に，義歯がないと食べにくいというエピソードがあり，義歯の修理や調整など小さな努力で，食形態の向上や食事時間の軽減など，食事のストレスの軽減という大きな結果が得られるのであれば，積極的に介入する．咬合支持のEichner分類でいえば，B3以下が介入の一つの目安と考えられる．

なお，小臼歯部の咬合が確保されていれば，咀嚼に大きな影響はないとする短縮歯列（大臼歯部の無補綴）の考え方もあるが，粉砕など咀嚼効率に対する義歯装着の効果は小さくても，嚥下に至るまでの食塊形成の容易さに対する効果は大きいと筆者は考えている．

いずれにしても，高齢者に対する補綴的介入は，咬合回復だけを目的とするのではなく，食事など生活における患者のQOL向上を目的として，咀嚼だけでなく嚥下，食形態，栄養，食べる楽しみまで見据えたうえで介入の程度を決定するのが望ましい．

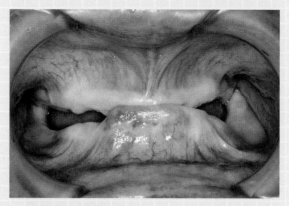

図2 義歯なしでも食べられる
70歳代の無歯顎患者で，これまでずっと義歯は使っていないが，常食を摂取できているという．肉などは細かくしないと困難なようだが，軟菜食レベルの食事は前歯部顎堤で咀嚼様運動を行い，嚥下している．このような患者に義歯を装着することはさまざまな点で容易ではないため，最終的には患者本人のQOLを考慮して介入の是非を検討したい．

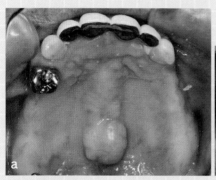
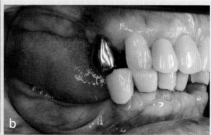

図3 義歯がないと食べにくい
60歳代の患者（a：上顎咬合面観，b：右側側方面観）で，前歯部の咬合接触は保たれているが，咀嚼困難による摂食不良を訴えていた．小臼歯同士の咬合接触が失われると，咀嚼が不便になることが多く，小臼歯の咬合支持が三つ失われた場合には積極的な補綴的介入を検討したい．

2章 有床義歯

有床義歯の調整

> **ポイント** 有床義歯に関する主訴の多くは,「義歯が痛くて食べられない」であり,適切な義歯調整によって解決できる部分も多い.

義歯が痛くて食べられない

「義歯が痛い」という訴えがあった場合には,その原因を特定することが重要であり,高齢者では支台歯となっている残存歯が痛いのか,顎堤粘膜が痛いのか,または,咬傷やカンジダなどの感染によるものなのかを判断しておく(図1).義歯調整を行う際には,不適切な義歯床形態の修正やリラインなど,義歯修理などの対応もあわせて行うことが必要な場合もある.

1─支台歯が痛い(図2)

維持力が強すぎるクラスプやレスト部の咬合干渉など,支台装置からの過大な負荷を原因として,支台歯に疼痛が生じうる.多くの場合,義歯装着後短期間で生じ,咬合面レストを用いた場合や,レスト部のクリアランスが少ない場合には注意が必要である.また,初学者は義歯の維持にとらわれやすく,維持力が強くなる傾向にあるが,むしろ支持と把持に重点を置き,歯の保存の観点からも維持は必要最低限と考えておくとよい.また,支台歯の歯周病の進行や,顎堤吸収による義歯の歯根膜負担の増悪によって,支台歯への過重負担が生じ,長期間経過症例においても,支台歯に疼痛が生じることもある.

2─咬傷(図3)

高齢者では適応力が小さくなっているため,特に新義歯装着後に臼歯部や舌に咬傷を生じることがある.咬傷のほとんどは,水平被蓋の不足や鋭利な切縁によって生じるため,水平被蓋が大きくなるように調整し,鋭利な部分は研磨すればよい.舌房の侵害など人工歯の排列位置に問題がある場合には,大幅な調整や修理が必要なこともあるので,新義歯製作の際には,試適時に十分に確認しておく.

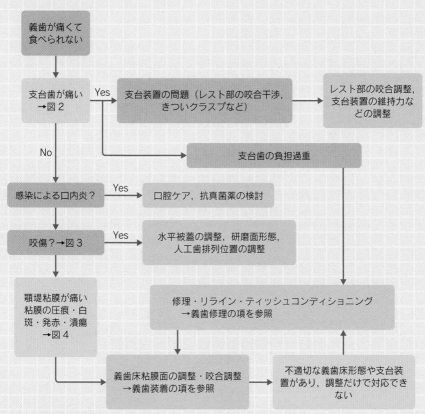

図1 義歯の調整

3 — 顎堤粘膜が痛い（図4）

　顎堤粘膜に義歯の「あたり」があると，その程度によって白斑，発赤，潰瘍ができて，疼痛が生じる．「あたり」の原因は，義歯床粘膜面の不適合と咬合の不調和に大別されるため，義歯調整は，義歯床粘膜面の調整をまず行い，そのあとに咬合調整，最後に咀嚼圧負荷での調整を行うのが一般的である．よって，痛い部位の問診では，どこが痛いかだけではなく，義歯を装着するだけで痛いのか，噛むと痛いのかなど，どのようなときに痛いのかを聴取しておくとよい．また，口腔内は視診と触診にて診察し，床による過圧部位（プレッシャースポット）や，発赤，潰瘍の有無を観察する．特に，上顎では正中口蓋縫線，下顎では顎舌骨筋線部や小臼歯部舌側など，粘膜が薄い部位に生じやすい．粘膜の厚みや性状などは，触診しないと不明な点も多いので，必ず口腔内を触診する癖をつけておくとよい．なお，義歯調整の具体的な手順については，義歯装着時と同様であるが，疼痛があり，粘膜に傷がある部分を最初に調整することがとても重要である．

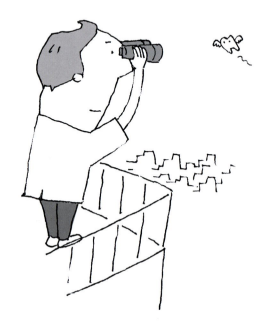

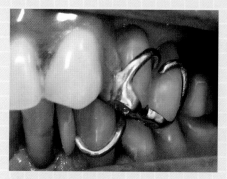

図2 支台歯が痛い
レスト部の咬合調整が十分でないと，支台歯の疼痛が生じることがある．特に，咬合面レストなどでは，タッピング時，側方運動時の咬合干渉に注意したい．また，強すぎる維持力によっても，疼痛が生じやすい．

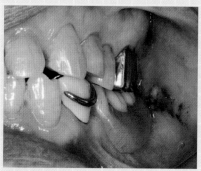

図3 咬傷
頬粘膜にできた咬傷．大臼歯部の水平被蓋不足で生じることが多い．また，第二大臼歯後方の研磨面形態が厚すぎてクリアランスがなくなり，咬傷が生じることもある．

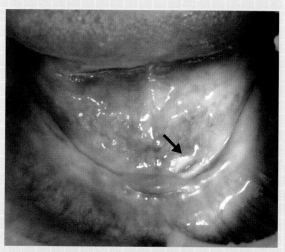

図4 義歯性潰瘍
下顎左側前歯部舌側に生じた潰瘍（矢印）．p.59の図2に示した義歯床粘膜面の適合試験の結果も参照されたい．明らかな潰瘍による疼痛がある場合には，該当部分の調整を最初に行うことで，患者も安心し，その後の義歯調整が円滑に進みやすい．

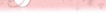

2章 有床義歯

3 有床義歯の修理

ポイント 長期間経過症例では，顎堤吸収や義歯の破損など，義歯調整だけで解決できない場合も多い．

義歯調整だけでは対応できない

　義歯新製後，長期間が経過した症例では，顎堤吸収や破損による義歯不適合を考慮する必要がある（図1）．よって，義歯床粘膜面の調整をいくら行っても，顎堤吸収に対するリラインを行わなければ，疼痛が解消されない場合もある．また，口腔機能に十分な予備力があるために，以前は大きな問題にならなかった不良な義歯床形態への対応が必要な場合も少なからず認められる．修理やリラインの具体的手順や材料の選択については成書や学会の発行するガイドラインを参照されたい．

1―不良な辺縁形態，小さな破損と口腔内での直接法による修理（図2, 3）

　破折線は観察できるが短い，または破折が義歯床の粘膜面へは未到達など，義歯床の小さな破損やわずかに短い辺縁形態は，粘膜が過敏でなければ，口腔内でも容易に修理することができる．通常，研磨面側から破折線に沿って義歯床を床の厚みの半分まで削除し，新しく常温重合レジンを築盛する．硬化後に，粘膜面側から破折線に沿って義歯床を削り，同様にレジンを築盛し，口腔内に戻して適合させ，修理する．破折線をあらかじめ鉛筆でマーキングしておくとわかりやすい．また，義歯床辺縁をわずかに延長したい場合（図2の上唇小帯部）など，辺縁形態の修理が必要な場合には，レジンを築盛後に口腔内に挿入し，硬化のタイミングを考慮しながら，口腔内で筋圧形成をするとよい．口腔内で使いやすい義歯修理用パテ状ペースト型のレジンも販売されている．支台装置を口腔内で修理する場合の注意としては，アンダーカットにレジンが入り，義歯が外せなくならないように，築盛するレジンの量に配慮し，段階的に修理することも検討する．

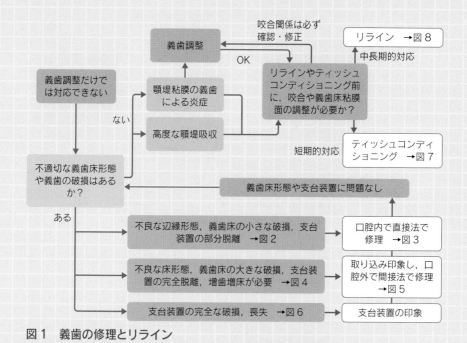

図1 義歯の修理とリライン

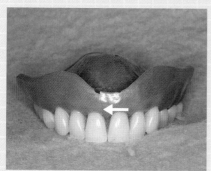

図2 不良な辺縁形態，小さな破損
上唇小帯が大きくV字に避けすぎており，1|から破折線がみえる（矢印）．この程度の破損であれば，十分に口腔内で即時の修理が可能である．

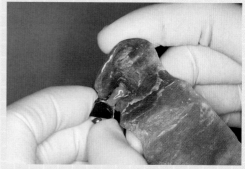

図3 口腔内で修理
口腔内で修理することが最も多いのは，クラスプなど支台装置の脱離であろう．脱離したクラスプはサンドブラストのうえ，プライマーを塗布したあとに，口腔内で支台装置と義歯を試適し，正しい位置に整復できることを確認しておく．支台歯に分離剤を塗布し，完全硬化前に一度撤去する，段階的にレジンを築盛することで，義歯を撤去できないというミスを防ぐことができる．

2 ― 不良な床形態,大きな破損と口腔外での間接法による修理（図4, 5）

　辺縁形態の修正が広範囲にわたる場合や増歯増床など，義歯床形態そのものの大幅な修正が必要な場合には，義歯を取り込み印象し，超即効性石膏などを用いて製作した模型上で修理するほうがよい．特に，増歯が必要な場合には，印象より先に咬合採得を行うことに注意が必要である．辺縁の大幅な筋圧形成が必要であれば，既製トレーの一部にコンパウンドやパテタイプのシリコーンラバー印象材を用いたうえで，取り込み印象を行ってもよい．

3 ― 支台装置の破損（図6）

　支台装置が完全に破損している場合には，別途支台歯の印象採得を行い，支台装置を製作後に義歯修理を行う．維持鉤腕のみが破損している場合は，ワイヤー線をその場で屈曲し，追加してもよい．

4 ― ティッシュコンディショニング（図7）

　「とりあえずティッシュコン」的に，不適合な義歯による疼痛に対して安易に使われる傾向があるが，本来ティッシュコンディショニングは，義歯床下粘膜の歪みや，炎症，潰瘍などの粘膜異常に対して，印象やリラインの前に粘膜を正常化することを目的としている．ただし義歯床下粘膜が薄く，顎堤吸収が高度な義歯不適合症例では，義歯調整だけでは潰瘍への対応が困難であるため，粘膜の保護と裏装を同時に行う必要性から，暫間的な裏装を目的としたティッシュコンディショニングが有効となる場面も多い．しかし，その際不良な義歯床形態や咬合の不調和を修正しないままでは，十分な効果は期待できないため注意が必要である．また，暫間的裏装はあくまでも短期的対応であり，2週間程度で硬くなる，細菌が繁殖しやすいなど，その材質を考慮して対応することが重要である．なお，動的印象を目的として用いられる場合には，白色のものが使われることが多いが，暫間裏装などで審美的な要求が強い場合には歯肉色のものを用いるとよい．

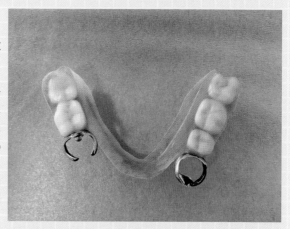

図4 不良な床形態，大きな破損
部分床義歯であっても，遊離端義歯であれば，下顎義歯の後縁はレトロモラーパッドの1/2から2/3に設定し，咬合圧の支持に頰棚を利用したい．大幅な増床が必要となり，口腔内で修理は困難である．

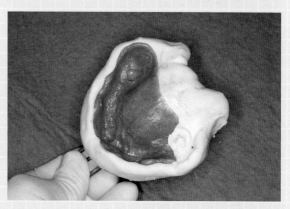

図5 口腔外で修理
7̲の自然脱落後も義歯をそのまま使用していた．支台装置を除去し，咬合採得後に，アルジネート印象材を用いて取り込み印象を行った．先に印象採得をしてしまうと，義歯を口腔内に戻して咬合採得ができないことに注意する．

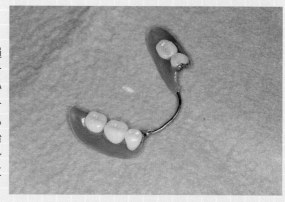

図6 支台装置の喪失
両側の支台装置が破損し，失われていても，そのまま義歯を使用していた．応急的に，ワイヤークラスプを屈曲するのもよいが，長期的には支台歯の印象採得を行い，レストを含めた支台装置によって修理したい．

5—リライン（図8）

　リライン（裏装）とは，義歯床の粘膜面を一層交換することで，顎堤吸収によって生じた義歯床粘膜面の不適合を解消することである．口腔内で行う直接法と，動的印象を用いた間接法があり，詳細な手順については，成書や学会の発行するガイドライン[1]を参照されたい．高齢者では，非常に用いることが多い手技であるが，前出のティッシュコンディショニングと同様に，下顎位を含めた咬合関係のエラーがないことが前提となる．筆者は，全部床義歯では，あらかじめ咬合調整を行ったあとで，上顎は手指圧で，下顎は咬合させて行うことが多い．リライン後には，義歯床粘膜面の調整が必要なことも多いため，訪問診療では実施する時期に配慮が必要である．材質は，軟質タイプから光重合型までさまざまなものがある．

文　献
1) 日本補綴歯科学会編：リラインとリベースのガイドライン．

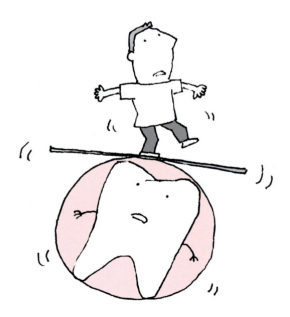

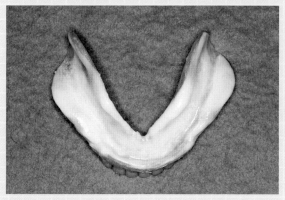

図7 ティッシュコンディショニング
床下粘膜に炎症を認めるため,新義歯製作に先立ちティッシュコンディショニングを行った.咬合調整をある程度行っておくとよい.コピーデンチャーを製作し,ティッシュコンディショニングをしながら動的印象に移行する方法もあるが,義歯初学者の教育のためには通法に従って新義歯製作を行うことを推奨したい.

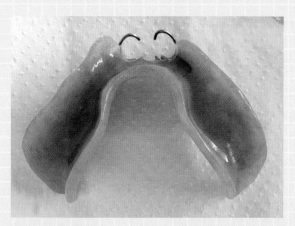

図8 リライン
軟質裏装材によるリライン.リラインは,咬合に問題がなければ高齢者の義歯には非常に有効な対応である.可能であれば,リライン後の調整は当日や翌日など,期間を空けずに行いたい.

2章 有床義歯

4 有床義歯の印象採得

ポイント 有床義歯の印象採得は，補綴的難易度が低い一部の症例を除き，可能な限り個人トレーを使って行ったほうがよい．

欠損部の補綴的難易度が高い

　高齢者の有床義歯補綴においては，できるだけシンプルな補綴を目標とし，難易度が低くなるような設計と前処置を検討する．最終印象の採得を行う時点で，義歯の設計は決定されている必要があるため，予備印象の段階で十分に設計を吟味する．筆者は，ほとんどの症例で個人トレーを用いるが，特に，粘膜負担が大きい症例や口腔の筋運動を考慮する必要がある症例は，個人トレーを用いた最終印象，または代替的手法を用いることを推奨する（図1）．

1―歯根膜負担か？　粘膜負担か？（図2）

　既製トレーで最終印象を行う一つの目安としては，義歯の咬合圧負担が歯根膜負担中心で，かつ床縁形態の再現が容易で筋圧形成の必要性が小さいことが条件になる．よって，遊離端義歯であれば，必ず個人トレーを使用したほうがよい．筆者は，調整まで見越したうえで，個人トレーを使ったほうが結果的に楽になるのであれば，使ったほうがよいと考えている．たとえば少数歯欠損でも，肥大した舌によって舌側床縁が既製トレーでは短く印象されてしまうのであれば，個人トレーを用いる．逆に，既製トレーを用いたら印象が長くなりすぎ，調整の段階で削除量が増えるのであれば，やはり個人トレーを用いてあらかじめ修正しておく．

2―既製トレーで概形印象（図3）

　概形印象のポイントは，既製トレーをできるだけ適合させることである．トレーを屈曲して適合させるだけでなく，ワックスやコンパウンド，シリコーンラバー印象材を用いて，義歯に必要な印象域とトレー辺縁を一致させる．また，印象

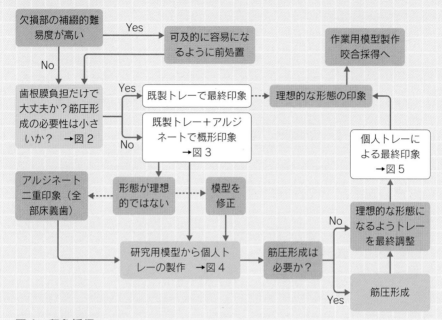

図1 印象採得

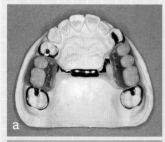

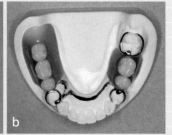

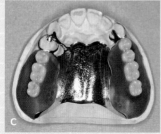

図2 歯根膜負担と粘膜負担
歯根膜負担型義歯（a）は，咬合圧の負担の多くを支台歯に依存している．歯根膜粘膜負担型義歯（b）は，歯根膜と粘膜に咬合圧を分散させて負担させ，粘膜負担型義歯（c）では咬合圧は粘膜を中心に負担される．粘膜負担を用いる部分床義歯では，歯根膜と粘膜の機能時の変位量が異なるため，個人トレーを用いて，その差を補償する必要がある．

採得の際には，最大開口させた状態でトレーを圧下するのではなく，患者の緊張を解いてやや閉口させてからトレーを押すとよい．全部床義歯のための概形印象では，二重印象も一つの手ではあるが，理想的な形態に最初の印象をトリミングしてから行うとよい．個人トレーを製作して最終印象を行うためには，義歯の設計に必要な解剖学的ランドマークを印象内に収めていることが重要である．

3─個人トレーの製作（図4）

解剖学的ランドマークを参考にしながら，理想的な義歯の外形を設定する．アルジネート印象では大きく印象採得されがちなことに注意し，また，概形印象が不十分な部分は模型を修正して，義歯の外形線を理想的に記入する．個人トレーの外形は，筋圧形成を行う部位は義歯の外形から2～3 mm短く設定し，また，床縁を延長したい部分はトレーを長めにつくっておく．概形印象の段階で十分に辺縁形態が良好で，筋圧形成を行わない部分はほぼ丁度の長さに設定してもよい．部分床義歯における残存歯の唇側や頬側は，歯肉縁から2～3 mm延長しておくと，支台歯の印象が確実となるが，長く伸ばしすぎると口腔内や模型からの撤去が困難となるので注意が必要である．

4─筋圧形成と個人トレーによる最終印象（図5）

概形印象は解剖学的な印象であるため，義歯の安定に関与する口腔の機能的な運動が考慮されていない．そこで，コンパウンドやシリコーンラバー印象材を用いて，頬や舌など口腔の機能運動を印象に記録する．高齢者では，機能運動の指示に従えない場合も多いため，術者中心に運動を行うこともある．難症例では筋圧形成が困難なことも少なくないため，患者から記録されてきた形態をそのまま採用するのではなく，解剖や機能に適した形態を術者が積極的につくることがポイントである．

最終印象においては，機能運動のタイミングなど，用いる印象材のタイミングを熟知していることが重要となる．初学者は，流れがよくかつ咽頭への垂れ込みが少ない，硬化がシャープかつ適度な弾性を有し患者の負担が少ない，粘膜との馴染みがよく気泡やしわがよりにくいなど，高齢者の義歯の印象に適した印象材を用いると失敗が少ない．

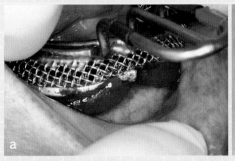
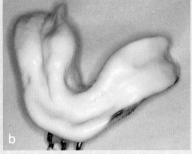

図3　既製トレーを用いた概形印象採得
市販されている多くの無歯顎用トレーは，そのままでは概形印象には不向きであることが多い．ワックスなどを用いて修正し，アルジネート印象を行う（a）．レトロモラーパッド，頬棚，顎舌骨筋線，オトガイ筋付着部など，義歯の設計に必要な解剖学的ランドマークが含まれていることが第一条件である．図に示した概形印象（b）は良好に採得されているが，同一患者から採得した精密印象（図5）と辺縁の厚みや長さを比較すると，その差が理解できる．

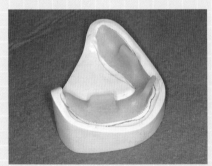

図4　個人トレーの製作
研究用模型は，まず義歯の外形線を理想的に描き，そこから2～3 mm短くしたものを個人トレーの外形線とする．概形印象が大きく採得されていれば，それを考慮して解剖学的ランドマークを参考にしながら外形線を記入する．部分的に印象が狭くなっているところは，模型を削って修正しておくか，トレーを長めにつくっておく．

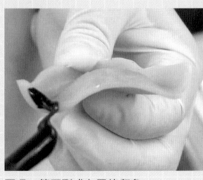
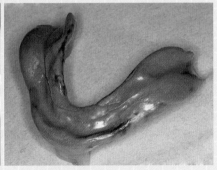

図5　筋圧形成と最終印象
モデリングコンパウンドを用いて筋圧形成し，機能時の運動を印記する．上顎・下顎とも後方から筋圧形成すると義歯のイメージをつけやすい．部分的にコンパウンドを添加するのではなく，レトロモラーパッドから頬小帯まで一気に添加して筋圧形成を行ったほうが効率的である．

2章　有床義歯

5 有床義歯の咬合採得

ポイント　有床義歯の咬合採得は，天然歯臼歯による咬合接触があっても，作業用模型がかたつく場合や，前歯部の欠損がある場合は咬合床を用いたほうがよい．

天然歯による咬合支持はあるか？

　有床義歯の咬合採得は，咬合床を用いるか用いないかの二つに大別される（**図1**）．
　天然歯によって咬合高径や下顎位が正しく保たれていれば，バイト材か咬合床を用いて咬合器にトランスファーすればよい．一方，天然歯による咬合支持がない場合には，下顎位を術者が設定して咬合床に記録する必要があるため，高度な顎堤吸収や不安定な下顎位を有する場合には，難易度が高い．そのため，特に無歯顎の咬合採得にはさまざまな手法があるが，筆者は，教育的観点からも初学者には，まず特殊な機器や手法を必要としない方法で，かつできるだけシンプルに咬合採得を行うことで，エラーを少なくすることを推奨したい．

1 ─ 模型が咬頭嵌合位でかたつくか？（図2）

　1歯欠損や2歯欠損のような中間欠損症例では，多くの場合，上下の作業用模型が安定するので，口腔内でシリコーンバイトを採得しておき，口腔内の咬合関係が模型上に再現されているかを確認すればよい．その後，咬合器装着の際には，バイト材を除去して（または欠損部のみに用いて）鉛筆などで上下模型の歯をマークしておき，バーなどを用いて固定する．バイト材を模型間に介在させると模型が浮くことが多いので，注意が必要である．
　中間欠損症例においても，前歯部の欠損がある場合には，審美的な理由から咬合床を用いる必要がある．また，上下の模型を咬み合わせたときに模型が安定しないで，上下や左右にかたつく場合にも，咬合床を用いたほうがよい．その場合にも，口腔内と模型上の咬合関係が同一か，残存歯の咬合接触に注目しながら観

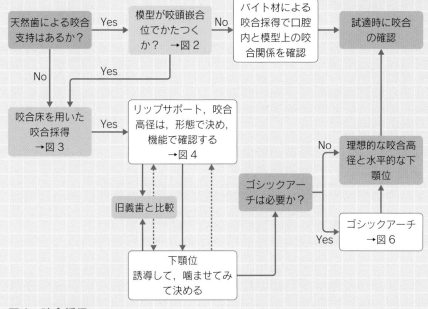

図1 咬合採得

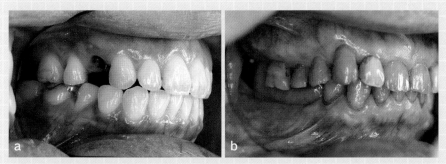

図2 模型が咬頭嵌合位で安定するか？
a：|5と7|が欠損しているが，上下の模型を嵌合させたときも安定しているため，バイト材で咬合採得し，口腔内と模型上での咬合関係の確認に用いる（写真はミラー像）．
b：|7，|567が欠損しており，上下の模型を嵌合させると，上顎模型が下方にかたつく．そのため，咬合床を用いて咬合採得し，咬合器装着を行うことが推奨される（写真はミラー像）．

察するとよい．

2 ─ 咬合床の製作（図3）

　全部床義歯やすれ違い咬合に代表される，上下の咬合接触が喪失している症例では，下顎位を術者が決定する必要がある．天然歯があった頃の咬頭嵌合位はすでに失われているため，顆頭安定位である中心位（※最後退位ではない）を目標に，下顎位を設定する．咬合床はおおよそ一般的なサイズでつくっておくことで，さまざまな症例に柔軟に対応しやすい．

3 ─ 咬合高径は形態と機能で決める（図4）

　咬合高径はある程度の幅が許容されることが多いが，印象が適切に採得され，咬合床が正しくつくられていれば，低く設定しすぎることはない．したがって，咬合高径が高くなりすぎないように注意しながら，最初は顔貌や口腔内のランドマークなどを参考に，形態的に決定する．その後，発音や嚥下など，機能的側面からの評価を行うとよい．

　一般的には，現在使用中の義歯を評価しておき，それより高くするか，低くするか，同じにするかを決めると目標が定まりやすい．

4 ─ 水平的下顎位は誘導して決める（図5）

　水平的な下顎位は咬合高径の決定後に決めるが，咬合高径と異なり許容される範囲は極めて狭いため，慎重に決定する．特に，義歯を長期間撤去していたり，不適合義歯を長期間装着していると，習慣性に下顎位が前方に偏位していることが多いので注意する．

　また，下顎位はオトガイ法で誘導することになるが，咬合床の変異や動揺，下顎の押し込みすぎに気をつけたい．ある程度のところで一度下顎位を仮採得し，形態や機能の観点から再評価を行って，咬合高径や水平的下顎位にフィードバックするとよい．

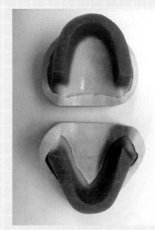

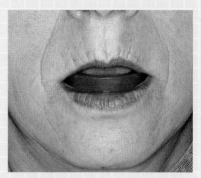

図3 咬合床の製作
最終印象の段階で適切に床縁設定がされていれば,咬合床の製作は容易である.咬合堤の大きさは,標準的なサイズとU字型の形態にしておくと,上顎前突や下顎前突などの咬合関係にも対応しやすい.

図4 咬合高径は形態と機能で決める
上顎咬合床の調整から開始し,仮想咬合平面設定後,下顎の咬合床を調整する.図では下顎の咬合堤がまだ高すぎであり,高さを下げる必要があるのが理解できる.上下の咬合床を調整したら,軽く咬合させ,顔貌など形態的側面から評価を始め,その後,機能的にも確認する.

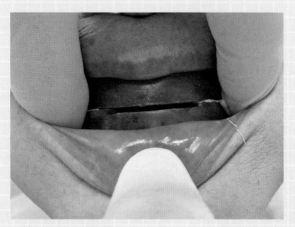

図5 水平的下顎位は誘導して決める
咬合高径決定後,水平的下顎位を決定する.ある程度のところでワックスを軟化して仮決定し,口腔外に上下咬合床を取り出して観察するとよい.その際,前歯部を1〜2 mm削合しておくと,咬合床の偏位を防ぐと同時に,咬合高径を上げ下げするときの目安となる.

5—ゴシックアーチ（図6）

　自分の採得した下顎位が不安な場合や，不安定な下顎位を有する症例では，ゴシックアーチを採得することも有効である．ゴシックアーチは再現性のある下顎の限界運動とタッピング運動を行わせ，顎機能異常や水平的下顎位の診断を行う手法である．上下顎が一点で接触することにより，咬合床よりも水平的下顎位採得時の偏位が少ないと考えられる．顎機能異常が強い症例や指示従命が困難な症例では，かえって難しい場合も多いが，自分の咬合採得に対する教育的効果は高いため，初学者は積極的に行ってもよいと筆者は考えている．なお，ゴシックアーチによる水平的下顎位の決定では，左右のズレがなければタッピングポイントで決定するのが基本である．

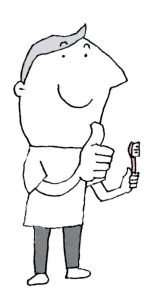

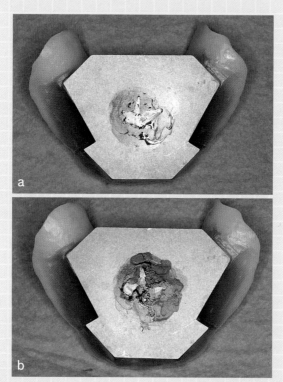

図6 ゴシックアーチ
下顎限界運動（a）とタッピング運動（b）．アペックスがきれいに描記できない場合やタッピングポイントが収束しない場合は，何らかの顎機能異常を疑う．水平的下顎位を決定するタッピングポイントは，アペックスの先端から0.5〜1 mm前方に収束することが多い．

2章　有床義歯

6 有床義歯の装着と指導

ポイント 高齢者に対する有床義歯の装着は，咬合の回復だけでなく，咀嚼や嚥下といった口腔機能の回復，食べる機能や食べる楽しみの回復にゴールを置くべきである．

装着当日または翌日に十分な調整と指導ができる

　クラウンなどの補綴装置と異なり，特に粘膜負担型の有床義歯では，粘膜面の義歯不適合や咬合の不調和によって，装着後に疼痛が生じることが多い．よって，アンダーカットの調整など義歯を装着するための調整だけでなく，装着後の疼痛がなるべく生じないように，入念に調整することが重要である．また，義歯を口腔内に適合させるだけでなく，義歯を使いこなせるように，食事を含めた指導も行い，可能であれば翌日も調整と指導を行うとよい（図1）．

1―義歯床粘膜面の調整（図2）

　口腔内に義歯を入れる前に，手指で粘膜面を触診し，レジンの突起や鋭縁がないことを確認する．また，試適時に確認しているはずだが，義歯の外形や研磨面形態に修正の必要があれば，調整と同時に行う．義歯床粘膜面の調整は，上下別々に行う．支台歯やアンダーカットの大きい顎堤があると，義歯を定位置に装着するための調整が必要になることも多い．定位置に収まるまでに疼痛を訴えた場合には，無理に押しこまず，適合試験材を用いて調整しながら装着する．

　義歯が定位置まで装着することができたら，適合試験材を用いて，手指圧で義歯を押しながら義歯床粘膜面の適合を確認する．最初はわずかな圧で押さえるようにして，調整ごとに，手指で押す圧を強めていくとよい．ペーストタイプとクリームタイプの適合試験材で用いる目的や方法が異なり，前者は辺縁の長さや粘膜に対する義歯床の適合の判定に用い，後者は義歯の「あたり」を判断しやすい．同じ義歯でも，用いる材料や使い方で，あたりの生じる部位が異なってみえることに注意する．

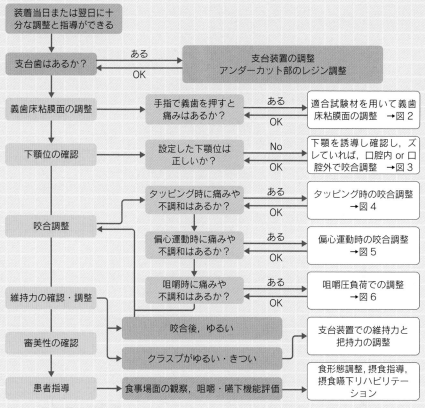

図1 義歯装着と指導

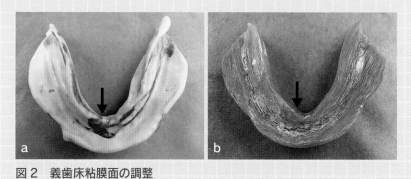

図2 義歯床粘膜面の調整
ペースト型の適合試験材（a）とクリーム型の適合試験材（b）による適合試験の結果．下顎左側前歯部にあたり（矢印）が認められるが，あたりのみえ方が異なることに注意．

2 ― 下顎位の確認（図3）

　上下顎の義歯が，それぞれ手指で押しても疼痛を生じない程度まで粘膜面の調整が終了したら，咬合調整に移行するが，その前に必ず下顎位を確認する．咬合採得の水平的下顎位を決定するときと同様に，下顎を誘導し，設定した下顎位が正しいかどうかを確認する．義歯を長期間撤去して下顎が前方偏位している症例では，義歯装着後に下顎位が急に戻ることもあるので，ろう義歯の試適時に十分な確認をしておくことが重要である．不幸にして下顎位にエラーがあった場合には，バイト材を用いてチェックバイトを採得し，咬合器に再装着して咬合調整を行うか，人工歯を削合して再排列を行うかを検討する．その際，上下の人工歯が接触する直前でバイトを採得し，人工歯の接触による下顎位の偏位が生じないように注意する．

3 ― 咬合調整（図4, 5）

　下顎位のエラーがないことを確認したら，まずはタッピング時の咬合調整を行う．筆者は，手技の容易さと目標の明確さから，タッピング時はリンガライズドオクルージョンを採用している．すなわち，上顎第一小臼歯舌側咬頭，第二小臼歯舌側咬頭，第一大臼歯近心舌側咬頭・遠心舌側咬頭，第二大臼歯近心舌側咬頭のみを下顎臼歯咬合面に接触させ，また，各咬頭ができるだけ1点で接触し，計5点の接触点が生じるように調整する．なお，上下顎頬側咬頭と前歯部は可及的に接触させない．

　一方，偏心運動時には，舌側咬頭だけでなく，作業側の頬側咬頭のガイドを積極的に利用し，上下の頬側咬頭を滑走させる．また，平衡側は，上顎舌側咬頭と下顎臼歯内斜面を滑走させて，両側性平衡咬合を確立することが，義歯の安定の第一歩である．前歯部の深い垂直被蓋は義歯の突き上げに通じるため，垂直被蓋は少なく0.5〜1mm程度とし，偏心運動時にのみわずかに接触させる．口腔内で調整することが困難な高齢者では，口腔内でチェックバイトを採得し，咬合器上で咬合調整を行ってもよいが，両側性平衡咬合の確立を目的に設計された人工歯を用いることで咬合調整に必要なチェアタイムを短縮できる．咬合調整のゴールの目安は，痛みや咬合の不調和がなく，義歯の動きがコントロールされていることである．

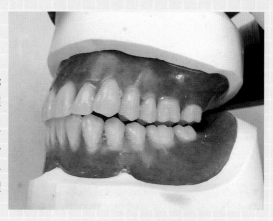

図3 下顎位の確認
装着時に下顎位のエラーがあり,チェックバイトを採得し,咬合器に再装着した.水平的下顎位の設定時に下顎を後ろに押し込みすぎで,正しい下顎位はもう少し前方位であったことが理解できる.

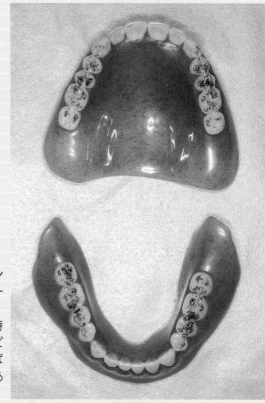

図4 タッピング時のリンガライズドオクルージョン
タッピング時と偏心運動時の咬合接触.上下がタッピング時に5点で接触すればよいので,目標が明確である.

4 ─ 咀嚼圧負荷での調整（図6）

　義歯床粘膜面の調整，咬合調整がある程度終了した段階で，咬合時の粘膜面調整を再度行う．最初は何も噛ませず上下義歯を咬合させて適合試験を行い，次にロールワッテや食品を咀嚼させた状態で適合試験を行い調整する．義歯にあたりが出た場合は，粘膜面に起因するのか咬合に起因するのかを判断しながら慎重に行う．

5 ─ 維持力の確認・調整

　開口や咀嚼，発音などの機能運動を行わせ，義歯の維持や安定が十分であるか確認する．筆者は，義歯は多かれ少なかれ機能時に動揺するため，やたらと維持を強くするよりも，むしろ動揺の原因を解決し，コントロールすることが重要と考えている．部分床義歯では，機能時の義歯の安定が悪い場合には，クラスプの把持腕など把持力を調整することが多い．また，全部床義歯では，手指で牽引しても吸着を認めるのに，機能させると脱離することがあるが，そのような場合，下顎位や咬合関係に問題があることが多く，咬合調整を慎重に行うとよい．

6 ─ 患者指導

　高齢者では，義歯装着後に必ず食形態調整や摂食指導など，食事に関する指導を行うことが推奨される．特に，認知機能の低下を認める場合には，新義歯に慣れにくいことが多いため，注意が必要である．食事指導は，新義歯に慣れるまでは，いきなり硬い食品を摂取するのではなく，軟らかい食品や小さく刻んだ食品で十分に練習を行うこと，嚥下しやすくなるまで咀嚼すること，きちんと嚥下すること，等を指導する．患者固有の咀嚼・嚥下機能や，日常摂食している食品の種類，調理・摂取方法，義歯を撤去していた期間等によって，指導の内容も変化する．可能であれば，摂食場面の観察を行い，場合によっては多職種と連携しながら，定期的なフォローアップをすることが推奨される．また，そのほか，義歯の清掃，就寝時または夕食後の義歯撤去，リコールの重要性についても指導を行う．特に，夜間の義歯撤去については，撤去して就寝することを原則とするが，粘膜や義歯の清掃性や清潔度，口腔乾燥，異和感，義歯の適合度，誤嚥や誤飲，残存歯保護，口腔の異常機能，顎堤吸収，睡眠時無呼吸症候群等の観点から，総合的に判断することが求められる[1]．

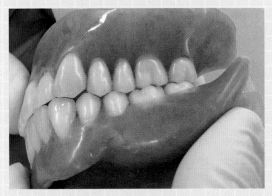

図5 偏心運動時の作業側頬側咬頭と前歯部の滑走
全部床義歯の両側性平衡咬合を確立するための人工歯を用いると容易に調整できる．部分床義歯の多数歯欠損症例にも応用できる．

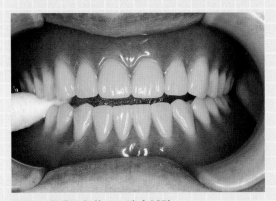

図6 咀嚼圧負荷での適合試験
最初は何も噛ませずに行い，その後，ロールワッテや食品を用いて咀嚼試験を行う．

文 献
1) 日本補綴歯科学会編：歯の欠損の補綴歯科診療ガイドライン2008．

2章 有床義歯

7 特殊な義歯と口腔内装置

ポイント 高齢者おいては、がんや脳梗塞など、口腔に器質的・機能的影響を及ぼす疾患に罹患することも多い。そのため、それらに対する歯科補綴学的アプローチについて概要を理解しておく必要がある。

特殊な義歯や口腔内装置が必要か？（図1〜5）

　高齢者に対する特殊な義歯や口腔内装置としては、顎義歯や舌接触補助床（palatal augmentation prosthesis；PAP）、軟口蓋挙上装置（palatal lift prosthesis；PLP）が代表的である。

　顎義歯の必要性については、顎欠損の有無で判断することが可能であるが、特に下顎区域切除後症例では、可動性に富んだ顎堤など、義歯の安定を得ることが非常に困難で、装着はできても機能させることが不可能な場合も多い。本項の冒頭でも述べたように、補綴的介入の効果と介入の是非については十分に検討する必要がある。

　PAPやPLPなどの口腔内装置も、奏功する場合もあれば、逆に装置が不要となる場合もあるため、適切な摂食嚥下機能の評価を行い、設計へフィードバックすることや、装置そのものの必要性についても慎重な判断が求められる。PAPや舌機能評価については学会の発行するガイドラインを参照されたい[1,2]。

　口腔内装置の形態は義歯型や口蓋床型があり、症例によって製作法や設計もさまざまであり、また、補綴的対応が困難な場合には、食形態調整や代償法指導が必要になることも多いため、補綴歯科専門医や摂食嚥下リハビリテーションの専門医との連携が必要である。

文献
1) 日本老年歯科医学会編：摂食・嚥下障害，構音障害に対する舌接触補助床（PAP）の診療ガイドライン．
2) 日本老年歯科医学会編：摂食・嚥下リハビリテーションにおける診断支援としての舌機能検査法ガイドライン．

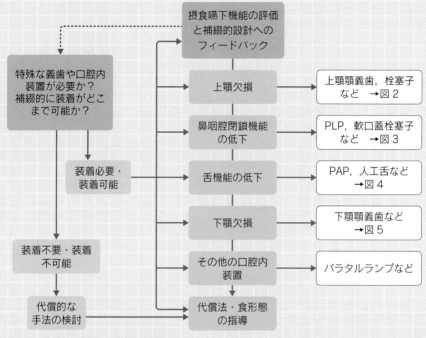

図1 特殊な義歯・口腔内装置

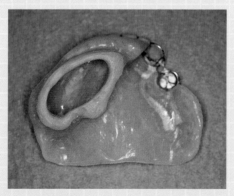

図2 上顎顎義歯
天蓋開放型の上顎顎義歯．症例にもよるが，顎欠損部が大きい難症例であっても，適切に設計し，製作することで，十分に機能させることも可能である．近年，症例によってはインプラントを用いた顎義歯も一部保険適応になっている．

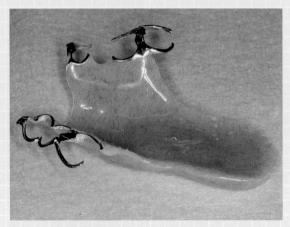

図3 軟口蓋栓塞子
硬口蓋の後方から軟口蓋の欠損に対する口蓋床型栓塞子．この後，口腔内でティッシュコンディショナーによって機能印象を行い，内視鏡で観察・評価しながら軟口蓋の形態を決定していく．

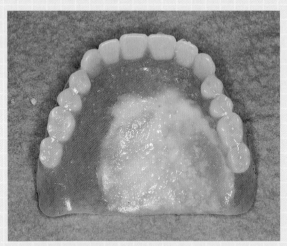

図4 舌接触補助床（PAP）
上顎義歯型のPAP．口蓋にティッシュコンディショニンナーを添加し，食品や液体の摂取などの機能運動を行わせながら形態を決定していく．PAP製作に必要な舌機能評価も一部保険適応となっている．

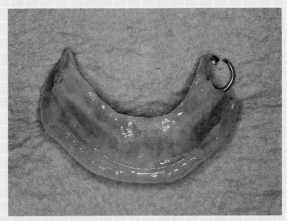

図5 下顎顎義歯
患者は7⏋部以外の下顎骨を区域切除し,腸骨によって再建した.口腔底も浅く,義歯の安定を得るのは非常に困難である.

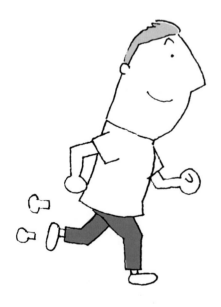

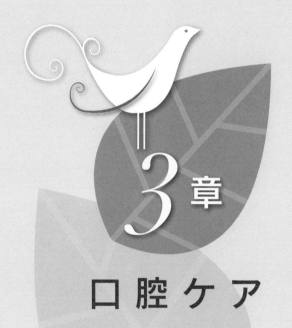

3章 口腔ケア

3章 口腔ケア

1 準備物品

> **ポイント** 口腔ケアのための必要物品をそろえ，その意味を知る．

　口腔ケアは，全身合併症予防のための重要な感染予防策の一つである．一方，一つ手技を間違えば感染経路の一つとなってしまう．全身状態の低下している患者の感染は，命に関わることである．その点を理解して口腔ケアを行ってほしい．

1. SpO₂ モニター（図1）

　血中酸素飽和度と脈拍の測定器械．口腔ケアの前後にかけ呼吸状態を観察する．分泌物の誤嚥やむせ，痰詰まりなどがないかモニターする．酸素マスク着用者では，ケア中にマスクを取ると酸素飽和度がどの程度低下するか観察が必要である．

2. 開口器具（図2）

　開口器具は，口唇を排除する器具（リトラクター）と顎を開口させる器具に大別できる．口唇の緊張が強い場合には，口唇を排除する器具を使用することで，口腔内の視野を確保できる．くいしばりが強い場合には，開口器具を使用する．

3. ペンライト

　訪問歯科診療で口腔内の観察をするときには，ペンライトが必須である．またライトつきのミラーも口腔内診察をするときには便利である．

4. 歯ブラシ

　歯ブラシの硬さは，患者の口腔内の疼痛や易出血状況によって調整する．出血しやすい人や疼痛が強い人の場合には軟毛ブラシを使用する．

5. スポンジブラシ（図3）

　粘膜清掃用にスポンジブラシを使用する．スポンジの目の粗いものや細かいも

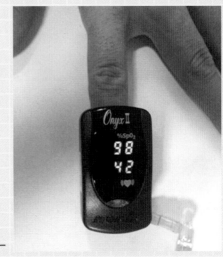

図1 SpO₂モニター

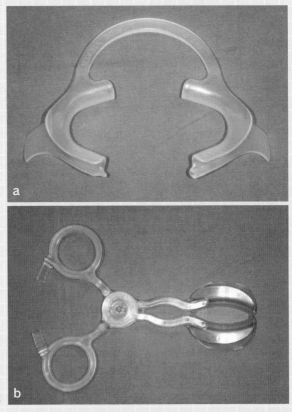

図2 開口器具

のなどいくつかの種類がある．スポンジは中に汚れが溜まりやすいので，ディスポーザブルで使用するのが望ましい．最近は多くの種類が安価で売られている．

6. 保湿剤（図4）

　保湿剤はジェルタイプとスプレータイプに大別され，口腔乾燥がある患者に対して使用する．スプレータイプは，口腔内に流れのよい保湿剤を噴霧するので，シェーグレン症候群やがん化学療法に伴うドライマウスの患者が自分で噴霧するのに適している．また，口腔ケア前に口腔全体を湿らす（加湿する）際に便利である．一方，ジェルタイプは口腔ケア後に口腔内全体にいきわたらせるよう塗布し，湿潤状態を保持（保湿）させる．ジェルタイプは，口腔乾燥が強い人に加湿せずに頻回に塗布すると，すぐに乾き，乾燥した膜のように粘膜に張りつくので注意する．

7. 吸引（図5）

　口腔ケアを行っていくと，ケアの刺激により分泌された唾液や口腔内を保湿した水や液体が，口腔内に溜まってくる．それらの液体は，口腔ケアによって歯面や粘膜から出た汚染物を含んでいるので，適宜吸引をしなければならない．そのための吸引器具も準備する．また，緊急時のために咽頭吸引の準備が必要である．

8. コップとガーグルベース

　うがいができる人には，含嗽用コップとガーグルベースをあらかじめ用意する．ブクブクうがいは，口峡部を軟口蓋と舌根部で閉鎖し，口唇を閉じ，頰粘膜と下顎を動かすという高等技術を用いるため，要介護高齢者ではできない人が多い．そのため，ブクブクうがいができるかまず確認する．できない人にうがいをさせると，うがいした水を誤嚥するため，無理にうがいさせず，口腔ケア後に拭き取る．

9. 口腔ケア用ウェットティッシュ（図6）

　うがいができない人用に，口腔内拭き取り用ウェットティッシュがある．

10. 歯磨剤

　口腔ケア時には，歯磨剤は基本的に使用しない．使用したい場合には，発泡剤やアルコール成分が含まれていないものが望ましい．

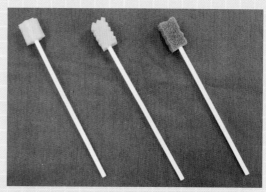

図3 スポンジブラシ

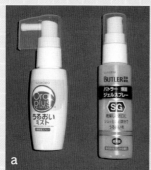

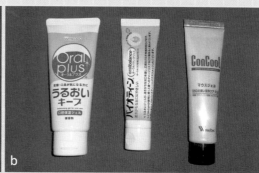

図4 保湿剤 （a：スプレータイプ，b：ジェルタイプ）

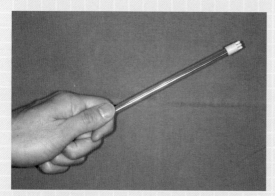

図5 吸引器具

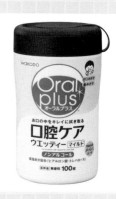

図6 口腔ケア用ウェットティッシュ

口腔ケア後に，指に巻いて口腔内を奥から手前へと拭き取る．

1—準備物品

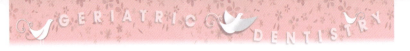

3章 口腔ケア

2 開口手技

ポイント 口腔内の観察，評価のためには，開口して視野を確保することから始まる．

開口しない

　まずは開口しない理由を考える．意識障害患者で口唇や口筋の緊張が強い場合には，開口補助具の使用が必要になることが多い（図1）．一方，認知症患者で拒否が強い場合には，不安による拒否行動によることが多いので，不安を与えないような声かけやケアに集中できる環境づくりで，緊張が解けることが多い．次に自発的に開口してくれない場合の対応について述べていく．

1─口唇を開ける

A）指を使う（図2）

　口唇に緊張がある場合には，口角から人差し指を口腔前庭に挿入していくと，指がスムーズに口腔前庭に入る．このとき，歯列間に指が入ると噛まれてしまうので，その点には注意する．そして，そのまま口唇を前方に開くように排除する．また，頰に沿って奥まで挿入すると頰の圧排がしやすくなる．

B）器具を使う（図3）

　指での開口操作は比較的簡単だが，初心者にとって視野の確保が難しいことが多い．その場合には，開口補助具を使用する．患者の口唇は乾燥していることが多いので，口唇を保湿してから開口補助具を装着する．水で濡らすか保湿剤を塗布した開口補助具を装着することで，頰，唇を無理なく広げることができる．

　開口補助具を装着することで，口腔内の視野が確保され，口腔内を観察しやすくなる．また，両手を使えるというメリットがあるので，片手でケアをしながら，もう一方の手で吸引操作を行うことが可能となる．両手を使った口腔ケアはケア手技の時間短縮にもつながり，結果として患者の負担軽減となる．

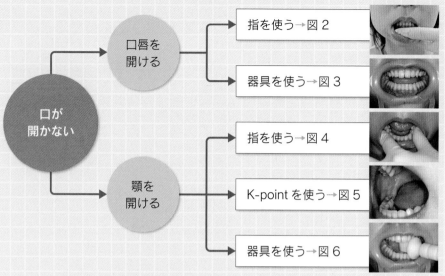

図1 開口しない場合の対処法

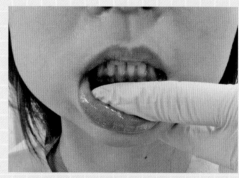

図2 指を使う

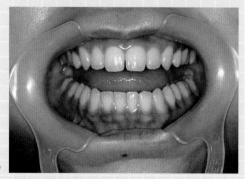

図3 器具を使う

2―顎を開ける

A) 指を使う（図4）

　歯をくいしばり開口しない場合には，下顎を下方に押し下げる必要がある．まず，頭部の前屈が強いと開口操作が難しくなるので，頭部前屈が強い場合には，その前屈を少しほどく．ただ，頭部の後屈が強いと，顎下部の緊張が強くなることで嚥下が難しくなってしまう．口腔ケアの途中で咽頭への唾液の流入などがあったときにそれを誤嚥しやすくなってしまうので，頭部の角度はあまり後屈しないように注意する．

　指での開口操作は，両下顎頬側の口腔前庭に親指と人差し指を挿入し，下方に押し下げると，比較的開口することができる．それでも開けてくれない場合には，下顎前歯部の口腔前庭に指を入れ，下方に押し下げるようにすると，比較的容易に開口できる．

B) K-pointを使う（図5）

　口腔前庭を押し下げてもなかなか開けてくれない場合には，K-pointとよばれる場所を刺激することで開口できることがある．K-pointは言語聴覚士の小島千枝子先生が発見したポイントで，場所は，下顎臼後三角後方の高さで，口蓋舌弓の側方と翼突下顎ヒダの中央に位置すると定義されている．レトロモラーパッドのやや舌側に位置しており，この部位を押すと開口反射が促される．左右差がある場合も多く，反射が出ない場合もあるが，試してみるとよい場所ではある．

C) 器具を使う（図6）

　指で開口操作が難しい場合には，バイトブロックを使用する．バイトブロックはいくつか市販されているが，使いやすいものを使用すればよい．上下歯列間にバイトブロックを挿入して，口腔内を観察する．バイトブロックを挿入することで，口腔観察や口蓋側歯面，口蓋，舌などの軟組織の清掃が行いやすくなる．患者ごとに一つずつ使用する．バイトブロックを前歯で強く噛むと前歯が脱臼してしまう可能性があるので，バイトブロックは，臼歯部まで挿入する．また開口すると舌根が下がって，咽頭腔が狭窄することがある．そのため，バイトブロックを使用して開口させるときにはSpO_2の観察は必須である．

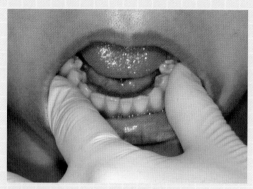

図4 指を使う

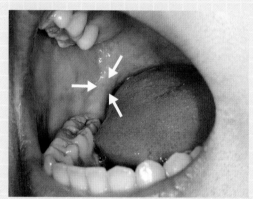

図5 K-point を使う

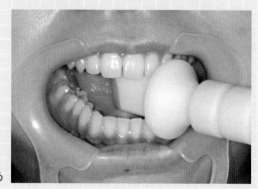

図6 器具を使う

3章 口腔ケア

口腔アセスメント

ポイント 定量的に口腔内を評価することで，ケアの必要度や頻度が決定できる．また看護，介護スタッフとの連携ツールとして使用できる．

1. アセスメントの目的

アセスメントの目的は，①口腔の汚染状況を定量的に把握する，②口腔ケアの手技や頻度を決定する，③再評価時に口腔衛生状態がどのように改善したか数字としてフィードバックできる，である．アセスメントは一見すると手間が増えると思われるが，評価時間は慣れれば1分もかからず，さらに口腔ケアの手技と回数が統一できるので，効率的に口腔ケアを実施することができる．また，多職種連携ツールとしても使用できる．

2. Oral Health Assessment Tool 日本語版（OHAT-J）

アセスメントシートの要件は，煩雑でなく，歯科医療者でない看護，介護職の介助者が短時間で簡単に評価できる簡便性にある．口腔ケアのアセスメントシートはいくつかあるが，本項では，Chalmers らによって施設入所の要介護高齢者の口腔アセスメント用に作成された Oral Health Assessment Tool の日本語版（OHAT-J）を紹介する（図1）．OHAT-J では，口腔内の評価8項目を健全から病的までの3段階で評価する．OHAT-J は，粘膜面の衛生状態だけでなく，義歯の使用状況やう蝕，残根歯の本数など機能面の項目が含まれている．介助者が OHAT-J を用いて口腔スクリーニングを行い，必要があれば歯科依頼を行うという連携ツールとして使用できる．

OHAT-J の評価項目については，医療や介護の現場における再現性や妥当性も示されている．当科のホームページに，OHAT-J の採点指導用の資料も併せて掲載している．誰でもダウンロードして使用できるようにしてあるので（http://dentistryfujita-hu.jp/index.html），興味のある方は一覧されたい．

各項目の評価内容と点数について以下に説明する．

ID：		氏名：		評価日： / / /	
項目		0＝健全	1＝やや不良	2＝病的	スコア
口唇		正常、湿潤、ピンク	乾燥、ひび割れ、口角の発赤	腫脹や腫瘤、赤色斑、白色斑、潰瘍性出血、口角からの出血、潰瘍	
舌		正常、湿潤、ピンク	不整、亀裂、発赤、舌苔付着	赤色斑、白色斑、潰瘍、腫脹	
歯肉・粘膜		正常、湿潤、ピンク	乾燥、光沢、粗造、発赤部分的な（1〜6歯分）腫脹義歯下の一部に潰瘍	腫脹、出血（7歯分以上）歯の動揺、潰瘍白色斑、発赤、圧痛	
唾液		湿潤漿液性	乾燥、べたつく粘膜、少量の唾液口渇感若干あり	赤く干からびた状態唾液はほぼなし、粘性の高い唾液口渇感あり	
残存歯 □有 □無		歯・歯根のう蝕または破折なし	3本以下のう蝕、歯の破折、残根、咬耗	4本以上のう蝕、歯の破折、残根、非常に強い咬耗義歯使用なしで3本以下の残存歯	
義歯 □有 □無		正常義歯、人工歯の破折なし普通に装着できる状態	1部位の義歯、人工歯の破折毎日1〜2時間の装着のみ可能	2部位以上の義歯、人工歯の破折義歯紛失、義歯不適のため未装着義歯接着材が必要	
口腔清掃		口腔清掃状態良好食渣、歯石、プラークなし	1〜2部位に食渣、歯石、プラークあり若干口臭あり	多くの部位に食渣、歯石、プラークあり強い口臭あり	
歯痛		疼痛を示す言動的、身体的な兆候なし 0 1	疼痛を示す言動的な兆候あり：顔をしかめる、口唇を噛む、食事しない、攻撃的になる 2 3	疼痛を示す身体的な兆候あり：頬、歯肉の腫脹、歯の破折、潰瘍、歯肉下膿瘍。言動的な兆候もあり 4	
歯科受診（ 要 ・ 不要 ） 再評価予定日				合計	

日本語訳：藤田保健衛生大学医学部歯科 松尾浩一郎、with permission by The Iowa Geriatric Education Center
avairable for download：http://dentistryfujita-hu.jp/revised Jan 15, 2016
OHAT 原文は、"Chalmers, et al., 2004.[2]" を参照。

図1 Oral Health Assessment Tool 日本語版（OHAT-J）（松尾・中川、2016.[1]）

1—OHAT-J の各項目の要点

A) 口唇

口唇は，口角や内側まで観察する．口角は，軽く開口させて観察する．口角の乾燥やひび割れはスコア1．口角の発赤は，カンジダによることもある．潰瘍性病変やそれに伴う出血はスコア2とする．

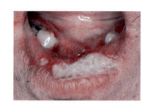

B) 舌

舌は舌背および舌側縁を観察する．舌苔付着は，量，性状，色にかかわらずスコア1とする．潰瘍性の病変やそれに伴う出血があれば，スコア2とする．がん化学療法や頭頸部の放射線治療による粘膜炎は，舌側縁にできやすい．カンジダ性白斑や舌の全体的な腫脹もスコア2とする．

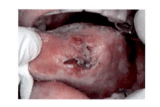

C) 歯肉・粘膜

歯肉と頬粘膜は同じ評価項目である．歯肉の腫脹，発赤は，6歯分以下ならばスコア1とし，7歯分以上ならばスコア2とする．潰瘍性病変はスコア2とする．また，歯の動揺もスコア2となる．義歯性潰瘍があれば，粘膜の項目がスコア1となる．頬粘膜のカンジダや扁平苔癬などの粘膜疾患が出現している場合にもスコア2とする．

D) 唾液（口腔乾燥）

口腔内が湿潤していればスコア0である．唾液が少量で粘膜がべたついていればスコア1とする．泡沫状（泡状）の唾液もスコア1とする．干からびた状態であればスコア2とする．また，主観的な評価として，少し口渇感があればスコア1，口渇感があると答えた場合はスコア2とする．

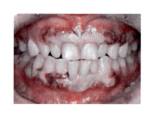

E) 残存歯

残存歯は，う蝕と残根の状態について評価する．う蝕，破折，残根がなければ

スコア0である．残存歯がなく，上下の総義歯を使用している場合もスコア0とする．3本以下の歯のう蝕，破折や残根があればスコア1として，4本以上であればスコア2とする．残存歯が3本以下で義歯を使用していないときはスコア2とする．

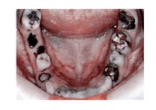

F) 義歯

義歯を日常生活で普通に使用していれば，スコア0である．義歯や人工歯の破折，破損が1部位に認められるとスコア1とし，2部位以上あればスコア2とする．また，義歯不適合により1日1〜2時間しか使用していない場合はスコア1とし，義歯不適合によりまったく使用していない場合や義歯安定剤を使用している場合にはスコア2とする．義歯の紛失や，入院中に自宅に義歯がある場合も義歯紛失と同じ扱いでスコア2とする．

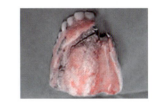

G) 口腔清掃

プラーク，歯石だけでなく，食渣もついていることが多い．口腔内を6ブロック（上下，前歯，臼歯）に分け，プラーク，歯石，食渣が1，2ブロックに付着していたらスコア1とする．3ブロック以上に付着していたらスコア2とする．口臭が若干あればスコア1とし，著しい口臭があればスコア2とする．

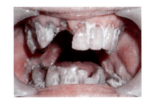

H) 歯痛

認知症などで自分で口腔内の疼痛を訴えられない人のために，口腔内の疼痛をface scaleで評価する．口腔内の問題が原因で，顔を引きつらせる，口唇を噛む，食事をしない，攻撃的になるなどがあればスコア1とする．また，頬や歯肉の腫脹，歯の破折，潰瘍，歯肉下膿瘍など疼痛を示す身体的な兆候がある場合にはスコア2とする．さらに，言動的な兆候がある場合もスコア2とする．

文　献

1) 松尾浩一郎，中川量晴：口腔アセスメントシート Oral Health Assessment Tool 日本語版（OHAT-J）の作成と信頼性，妥当性の検討．日障誌，37：1-7，2016．
2) Chalmers J, Johnson V, Tang JH, Titler MG：Evidence-based protocol：oral hygiene care for functionally dependent and cognitively impaired older adults. J Gerontol Nurs, 30 (11)：5-12, 2004.

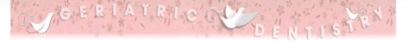

3章 口腔ケア

口腔ケアの基本手技

> **ポイント** 基本となる口腔ケアの手技を理解する．

　一番基本的な口腔ケアの手順を図に示す．粘膜の保湿→乾燥汚染物の軟化→歯面清掃→軟化した汚染物の除去→拭き取り→粘膜保湿の順で行っていく．この基本的な手技に加えて，全身状態に合わせて個別の対応をとるようにする．

口腔ケア時の注意点

　呼吸状態が安定していない患者の口腔ケアを行う場合には，SpO_2 をモニターしながらケアを行う．姿勢は，分泌物を誤嚥しにくいような姿勢をつくるように心がける．座位がとれるようならば座位やファウラー位を取るようにして，分泌物は適宜吸引するようにする．

1―粘膜の保湿

　口腔ケアが必要な患者では口唇や口腔内が乾燥していることが多い（図1）．初めに保湿剤や含嗽剤で口唇や口腔内を潤してから清掃を行うようにする．口腔湿潤剤を手の甲に10円玉大に出し，湿潤剤自体がダマにならないようにのばす．開口に伴う口唇や口角の裂創形成の予防のために最初に口唇から保湿する．口唇へ口腔湿潤剤を塗布し，口腔内の乾燥している粘膜に塗布する．

2―乾燥汚染物の軟化（図2）

　口腔乾燥が著明な場合には乾燥している汚染物を加湿し軟化させる．口腔粘膜（口蓋・頬粘膜・舌）に付着している乾燥した剥離上皮や喀痰に口腔湿潤剤をスポンジブラシで塗布し軟化させる．口腔湿潤剤を塗布後，剥離上皮が軟化されるまで5～10分程度かかるため，軟化させている間に歯面清掃を行う．

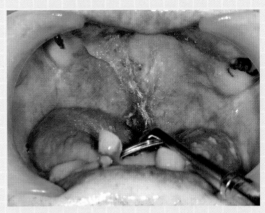

図1 ケア前の乾燥した口腔内

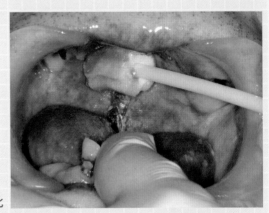

図2 乾燥汚染物の軟化

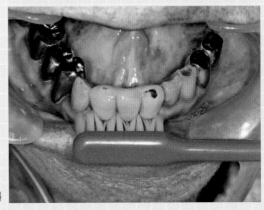

図3 歯面清掃

4―口腔ケアの基本手技

3 ─ 歯面清掃（図3）

　出血傾向がある場合や疼痛が強い場合には，軟らかい歯ブラシを使用する．ブラッシングは，スクラッビング法やバス法で行う．必要に応じて歯間ブラシを使用する．

　口腔ケアの刺激で唾液が分泌され，口腔内に掻き出された細菌や食渣と混じり合う．その汚染された唾液や水分を誤嚥させることがないように，ケア中では適宜口腔内の吸引を行う．

4 ─ 軟化された汚染物の除去（図4）

　ブラッシングを終えたら，先に口腔湿潤剤を塗布していた粘膜のケアを行う．口腔湿潤剤によって軟化された汚染物は，スポンジブラシで口腔内の奥側から手前方向へ絡め取るように除去する．舌は舌ブラシを使用し，舌背上の味蕾などを損傷しないように，舌の後方から前方へなでるように清掃する．乾燥した剥離上皮や痰は十分に軟化されていないと，剥がす際に出血を起こす可能性があるため，注意が必要である．

5 ─ 拭き取りと保湿剤の塗布

　口腔ケアを行うと口腔内の細菌数が一時的に増加する．この汚染された分泌物を誤嚥すると肺炎の原因になるので，汚染物はしっかりと回収しなければならない．

　含嗽が可能な患者には含嗽を実施してもらう．含嗽ができない場合や誤嚥のリスクが高い場合は，無理に含嗽させずに口腔ケア用のウェットティッシュなどを用いて歯の表面や口腔粘膜などを清拭すること（図5）で，口腔内の細菌を回収することができる．口腔乾燥が強い場合は，最後に口唇や口腔内へ口腔湿潤剤を薄く塗布し終了する．

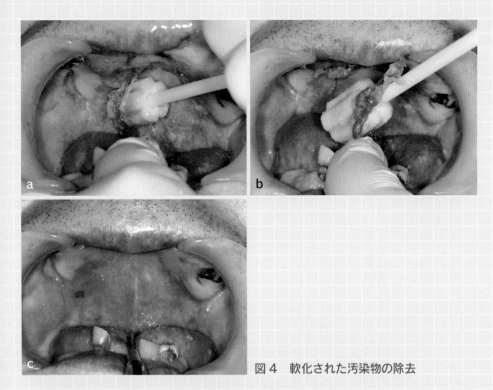

図4 軟化された汚染物の除去

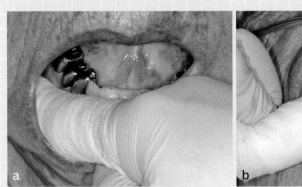

図5 拭き取りと保湿剤の塗布

4—口腔ケアの基本手技

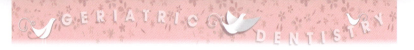

3章 口腔ケア
疾患ごとの口腔ケア

脳血管障害

ポイント 脳血管障害患者の口腔ケアのときの注意点を理解する．

1. 脳血管障害のタイプ

脳血管障害は，脳梗塞，脳出血，クモ膜下出血に大別される（詳細は1章参照）．

A）脳梗塞：脳の血管が詰まった状態．脳塞栓，脳血栓，ラクナ梗塞に大別される．脳塞栓では，<u>ワルファリン（ワーファリン）</u>を内服している場合がある．そのときには，PT-INRの値を確認する．アテローム性脳血栓では，<u>アスピリン（バイアスピリン）</u>を内服している場合がある．

B）脳出血：脳の血管が破れて出血した状態．

C）クモ膜下出血：脳動脈瘤の破裂．麻痺が出やすい．

2. 全身状態を把握する

脳血管障害は，発症からの期間や，病巣の大きさなどにより，後遺症の残存程度に大きな差がある．摂食嚥下障害や自立度によって口腔ケアの手技が変化するので，意識レベル，ADL，要介護度がどれくらいか問診票や診察時に評価する（**表1〜3**）．

3. 摂食嚥下障害の程度

脳血管障害患者には，摂食嚥下障害のリスクがあることを忘れてはならない．脳血管障害の摂食嚥下障害は，発症直後（7日以内）で50％に出現するが，2週間後には20％程度まで低下するが，6か月後でも約10％に残存する．脳血管障害患者への口腔ケアの第一目的は，誤嚥性肺炎予防である．摂食嚥下障害の重症度（**表4**）によって口腔ケアの手技や姿勢が変わるので，重症度の把握は重要である．誤嚥性肺炎の既往がある人は，再発のリスクが高いので，さらなる注意

表1 Japan Coma Scale

Ⅰ	刺激しないで覚醒している状態
Ⅱ	刺激すると覚醒する状態（刺激をやめると眠りこむ）
Ⅲ	刺激しても覚醒しない状態

表2 モディファイドランキンスケール（mRS：modified Rankin Scale）(原ほか，2007.[1])

0	全く症状がない状態
1	症状はあるが特に問題になる障害がなく，通常の日常生活・活動ができる状態
2	軽度の障害があるため，以前と同じ活動のすべてはできないものの，介助がなくても自分のことができる状態
3	中等度の障害があるため，何らかの介助が必要ではあるものの，介助なしに歩行はできる状態
4	比較的高度の障害があるため，介助なしでは日常の生活を行うのが難しい状態
5	高度の障害により，寝たきり・失禁などがあるため，常に介護や注意が必要な状態
6	死亡

表3 障害老人の日常生活自立度（寝たきり度）(厚生労働省)

J	何らかの障害等を有するが，日常生活はほぼ自立しており独力で外出する
A	屋内での生活はおおむね自立しているが，介助なしには外出しない
B	屋内での生活は何らかの介助を要し，日中もベッド上での生活が主体であるが座位を保つ
C	1日中ベッド上で過ごし，排泄・食事・着替えにおいて介助を要する

表4 摂食・嚥下障害の臨床的重症度分類（Dysphagia Severity Scale：DSS）
(才藤，2001.[2])

分類		定義
誤嚥なし	7：正常範囲	臨床的に問題なし
	6：軽度問題	主観的問題を含め何らかの軽度の問題がある
	5：口腔問題	誤嚥はないが，主として口腔期障害により摂食に問題がある
誤嚥あり	4：機会誤嚥	時々誤嚥する，もしくは咽頭残留が著明で臨床上誤嚥が疑われる
	3：水分誤嚥	水分は誤嚥するが，工夫した食物は誤嚥しない
	2：食物誤嚥	あらゆるものを誤嚥し嚥下できないが，呼吸状態は安定
	1：唾液誤嚥	唾液を含めてすべてを誤嚥し，呼吸状態が不良 あるいは嚥下反射が全く惹起されず，呼吸状態が不良

が必要である.

摂食嚥下障害がある場合には,口腔ケアによる分泌物の誤嚥に気をつけなければならない.まず,姿勢は仰臥位ではなく,できるだけ座位に近い姿勢とする.ケア中は適宜吸引を行う.ケアが終わったら,うがいができる場合にはうがいをしてもらう.うがいできない場合には,口腔内をケア用ウェットティッシュなどで拭き取る.

4. 非経口摂取の場合

非経口摂取の場合には,口呼吸や脱水などから口腔乾燥が起こりやすい.また口腔を使用しないので,乾燥した剝離上皮や肥厚した舌苔などがつきやすい環境となる.口腔ケアとともに,こまめな保湿ケアが必要になることが多い.

5. 麻痺を知る

口腔と咽頭の感覚,運動の麻痺があるか評価する.口腔の麻痺側と上肢の麻痺側とは,必ずしも一致しないので注意する(**表5,図1〜3**).

セルフケアが可能で,上肢の麻痺がある場合には,利き手での歯磨きができるか確認する.細かい運動ができない場合には,電動歯ブラシの使用が有効なことが多い.利き手が完全に麻痺している場合には,利き手交換を考慮する.その場合にも電動歯ブラシの使用を検討する.セルフケアができない場合には,介助者へケアの指導を行う.

文 献

1) 原幸人,峰松一夫,天野隆弘,大橋靖雄:mRS信頼性研究グループ. modified Rankin Scale の信頼性に関する研究−日本語版判定基準書および問診票の紹介.脳卒中,29:6-13, 2007.
2) 才藤栄一:リハビリテーション医学・医療総論.日摂食嚥下リハ会誌,5:3-10, 2001.

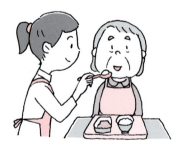

表5 感覚，運動の支配神経

	感 覚	運 動
口 唇	三叉神経	顔面神経
舌	舌（三叉）神経，舌咽神経 鼓索（顔面）神経（味覚）	舌下神経
軟口蓋	舌咽神経	舌咽神経，迷走神経
喉 頭	上喉頭（迷走）神経	反回（迷走）神経

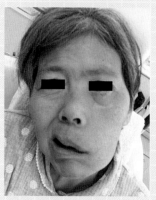

図1 顔面神経麻痺
麻痺側の口輪筋が弛緩しているため患側の口角の挙上が不十分．

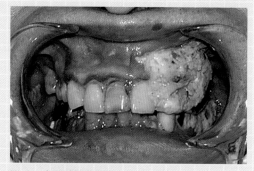

図2 顔面神経麻痺
頬筋の弛緩により麻痺側（左側）へ食渣が貯留．

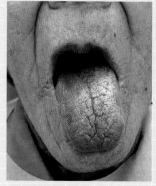

図3 舌下神経麻痺
挺舌時に麻痺側（左側）へ偏位．

3章 口腔ケア
疾患ごとの口腔ケア

6 認知症

> **ポイント** 認知症患者の口腔ケアのときの注意点を理解する.

1. 認知症のタイプ別対応

　認知症は，アルツハイマー病，脳血管性認知症，レビー小体型認知症，前頭側頭型認知症に大別される（詳細は1章参照）（**表1**）．

　アルツハイマー病：認知，理解力低下のため，口腔ケアそのものを理解できない場合がある．また，思考や情報処理のスピードが低下するため，何が行われるか理解するのに時間がかかる．急がせずに順序立てるように心がける．

　脳血管性認知症：脳血管障害が原因で起こる．認知機能は比較的保たれている場合がある．口腔の感覚，運動の麻痺，口唇，頰の筋緊張や異常咬反射，口腔内の過敏などに配慮する．

　レビー小体型認知症：動作緩慢や姿勢の傾きなどのパーキンソン症状を伴うことが多い．薬剤過敏性を示す場合があり，せん妄や傾眠になることがある．また，ドパミン不足から咳反射の低下や不顕性誤嚥のリスクが高くなる．

　前頭側頭型認知症：決まった行動，場所を好むため，口腔ケアの時間や場所に配慮する．自己中心的で，普段と異なる事柄には反発的な態度をとることがある．

2. 認知症のステージ別対応（表2）

　初期：自分で歯磨きをしているが，十分な清掃効果が得られていないときがある．う蝕や歯周病，残根歯，義歯の扱いなどに問題がないか確認する．この時期は歯科治療を受容できる段階なので，抜歯を含めた積極的治療を心がける．また，摂食嚥下障害は出現していないことが多く，口腔ケアによる誤嚥リスクは低い．

　中期：認知障害の進行に伴い，介助者による口腔ケアが必要になってくる．歯ブラシをみてもそれが何であるか理解できない（意味記憶の障害）場合には，ブラッシングする動作をみせることでケアを受け入れることもある．誤嚥のリスク

表1 認知症のタイプ別特徴

	要因	主な特徴
AD	意欲の減退	自発的に歯磨きをしない
	理解力の低下	歯磨きそのものが理解できない
	見当識障害	流し台と歯ブラシが結びつかない 歯ブラシの使い方がわからない
	実行機能障害	歯磨きを始められない
VaD	運動・感覚障害	口唇・頬の緊張，異常な咬み込み 開口・開口保持が困難 口腔内の感覚鈍麻，過敏
DLB	パーキンソン症状	動作緩慢，姿勢の傾斜
	薬剤過敏性	せん妄，傾眠
	ドパミン不足	不顕性誤嚥のリスクが高い
FTD	常同行動	同じ環境でしか歯磨きをしない
	脱抑制	易怒性，反発的な行動

AD：アルツハイマー病，VaD：脳血管性認知症，DLB：レビー小体型認知症，FTD：前頭側頭型認知症

表2 認知症のステージ別特徴

	特徴	口腔ケアを拒否する理由
初期	歯磨きが自立していても十分に磨けていない	口腔ケアをされる必要性が理解できない これまでの不快な経験 口腔ケアそのものが理解できない
	歯科治療受容可能（一部）	
	誤嚥のリスクはそれほど高くない	
中期	歯磨きが自立しなくなる	
	誤嚥のリスクが徐々に高くなる （嚥下障害重症度の把握）	
後期	開口・開口保持が困難	せん妄，傾眠 口唇・頬の緊張，異常な咬み込みによる開口・開口保持困難
	誤嚥のリスクが高い （姿勢調整，吸引器の準備）	

は徐々に高くなるため，嚥下障害重症度の把握が重要になる（p.86 参照）．

後期：認知機能のみならず，あらゆる活動性が低下してくる．口唇をすぼめる，開口を保持できないなども発現するため，p.74 以降の「2. 開口手技」を参考に口腔ケアを行う．誤嚥リスクが非常に高くなるため，姿勢調整や吸引の準備が必要となる．

3. 拒否の理由を考える

初期・中期：口腔ケアの必要性が理解できないことがある．たとえば，歯がないのになぜブラッシングをするのかという問いに対し，歯の根が残っていることを示しケアの必要性を認識させるなどの対応が必要となる．また，口腔ケアが不快な経験として残っている場合も拒否の理由になる．長時間のケアは患者にとって苦痛なため，唇側のみケアし舌側は別日に行うなど時間をかけ過ぎない．また，初めに不快感が強い舌苔の除去などを行い，最後は爽快感が得られる保湿スプレーで終えるなど，ケアを不快なものとして定着させない配慮も大切である（図1）．

後期：口をすぼめて開かないことがある．口腔ケアを拒否しているようだが，実際には反射的な動きであることがある．口角付近からゆっくり指を入れ口腔前庭を押し下げる，もしくは K-point を刺激するとケアを受け入れることがある．

4. 疼痛や不快感の訴えがない

認知症患者では痛みや不快感を認知することが困難になったり，それ自体の表出が困難になることがある．この場合，OHAT-J（前述）で評価するとよい．スコア1の指標である「食事をしない」「攻撃的になる」という項目は認知症患者の場合しばしば観察される．口腔内にう蝕などで疼痛があると，認知症患者はそれを言葉で表出できず，食事をしないという行動で表現する．周囲は食事をしないことを心配し，さらに食べさせようとするため，結果的に攻撃的態度をとることがある（図2）．

5. 摂食嚥下障害を考慮する

認知症における摂食嚥下障害は13～57%にみられるとされている[1]．認知症の進行とともにその頻度は高くなり，特に重度の認知症患者では誤嚥に十分注意する．摂食嚥下障害がある場合は，前節（p.86～）の注意点をふまえて口腔ケアを行う．

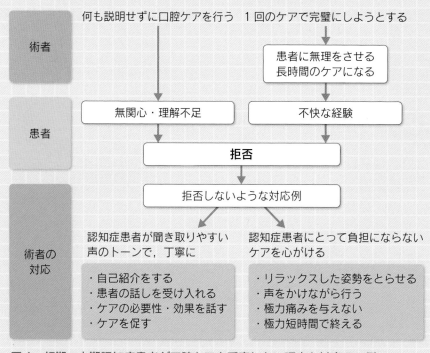

図1 初期・中期認知症患者が口腔ケアを受容しない理由と対応の一例

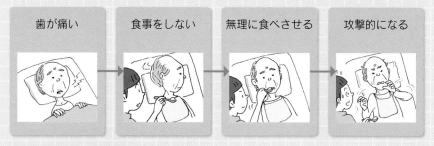

図2 拒否行動が表出するまでの流れ

文 献
1) Alagiakrishnan K, Bhanji RA, Kurian M : Evaluation and management of oropharyngeal dysphagia in different types of dementia : a systematic review. Arch Gerontol Geriatr, 56 (1) : 1-9, 2013.

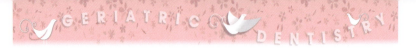

3章 口腔ケア

疾患ごとの口腔ケア

7 周術期

ポイント 周術期口腔機能管理の目的と方法を知る．

1. 周術期口腔機能管理の目的は？

　周術期口腔機能管理は，平成24年から歯科診療報酬に導入され，平成26年と平成28年にも改定された．周術期とは，狭義では，手術の前後の期間を指す．しかし，ここでいう周術期は，「化学療法（抗がん剤治療），放射線治療および緩和ケアを含めたがん治療全般」を指している．がん治療における口腔管理とは，がん治療やがん自体からくる口腔や全身の合併症の予防を目的としている．本項から狭義の周術期，がん化学療法および緩和ケアのための口腔管理について説明していく．

　周術期における口腔管理の目的は，口腔由来の術後合併症の予防である．術前から術後にかけての口腔管理で，肺炎や手術創部の感染などの術後合併症を予防する（図1）．

　手術は，手術部位や手術の侵襲度によって術後の合併症や感染リスクが異なる．口腔に近い食道や胃などの上部消化管のほうが，腹膜外臓器である子宮や前立腺の手術よりも口腔由来の術後合併症のリスクは高くなることが考えられる．また，頭頸部がんの手術では創部感染のリスクが一番高い．

2. 術前の口腔管理

　術後合併症予防のために，口腔内の感染源を減らす．歯周炎や根尖性歯周炎に対する保存治療や，必要ならば抜歯を行う．動揺が著しい歯は，挿管時の誤脱臼予防のために，抜歯をしたほうがよい（図2）．

3. 入院後の口腔管理

　手術のための入院後の口腔管理について説明する．患者は手術の前々日か前日

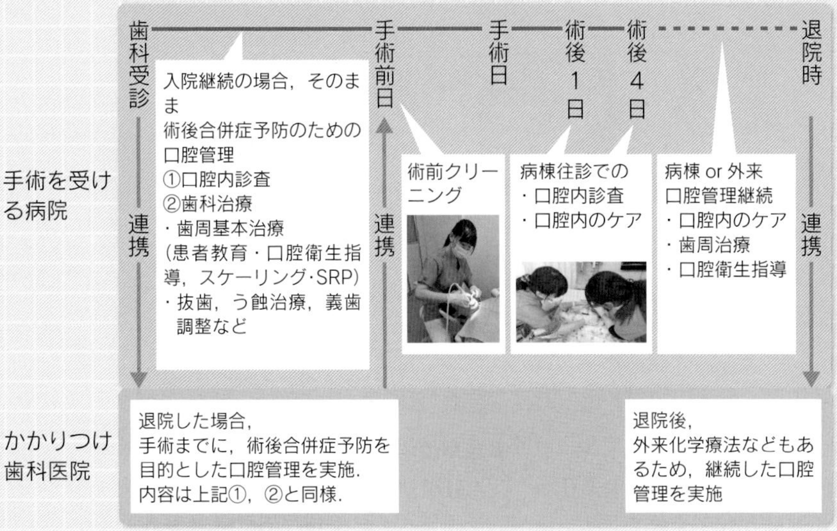

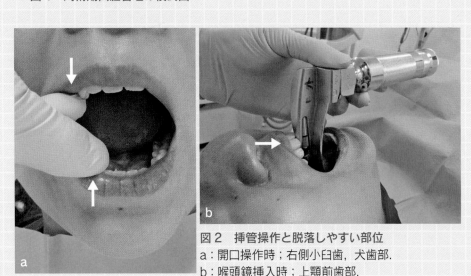

図1 周術期口腔管理の模式図

図2 挿管操作と脱落しやすい部位
a：開口操作時；右側小臼歯，犬歯部．
b：喉頭鏡挿入時；上顎前歯部．

に入院してくることが多い．原則として，入院までにかかりつけ歯科にて歯周治療を終了させておくことが望ましい．入院後，手術の前日に，歯科外来で全顎PTCを実施し，プラークフリーを目指す（図1）．動揺歯があり，術前に抜歯が間に合わない場合には，挿管時の誤脱落を予防するためのマウスピースを製作する．挿管時には，開口するときに力がかかる右側の犬歯から小臼歯，喉頭展開するときにブレードが当たりやすい上顎前歯が脱臼，破折のリスクが高い（図2）．そのため，その部位の歯の動揺が著しい場合には，かかりつけ歯科であらかじめ抜歯もしくは固定しておくことが望ましい．

術後には，挿管操作などで口腔内に問題が生じなかったか口腔内を観察し，また術後の感染予防のために口腔ケアを行う（図3）．

術後に摂食嚥下障害が出現することがあるので，その場合には嚥下造影や嚥下内視鏡検査による摂食嚥下機能評価を行い（図4），その評価に基づいて摂食機能訓練を実施する．術後の摂食嚥下障害に対しては，病院では通常，摂食嚥下チームやNST（栄養サポートチーム）などの多職種連携によるチームアプローチで対応する（表1）．

4. 退院後の口腔管理

術後の再発予防として，術後補助化学療法が行われることが多い．術後補助化学療法では，通常の化学療法よりは口腔粘膜炎の発症率は低いと報告されている．

しかし，術後は，再発時の化学療法，骨転移に対する骨代謝抑制剤の使用などを考慮した長期的な口腔管理が求められる．そのため，退院後には，かかりつけ歯科医院で口腔管理を継続していく．また，化学療法や骨代謝抑制剤の使用が開始されると抜歯が困難になることがあるため，長期的な予後を踏まえて，歯の保存の可否について判断する必要がある．

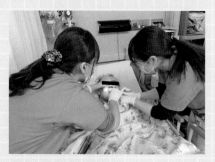

図3　術後の口腔ケア

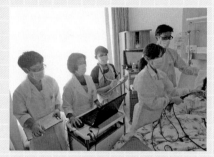

図4　VEによる摂食嚥下機能評価

表1　おもなチーム医療と歯科の役割

チーム医療	おもな仕事	歯科の役割
感染対策チーム（ICT）	院内感染への対策，感染予防や啓発	口腔由来の感染症予防およびその啓発 （口腔ケア）
栄養サポートチーム（NST）	低栄養の管理と対策，予防や啓発	食べる口腔環境を整える （口腔ケア，歯科治療）
摂食嚥下チーム	摂食嚥下障害者の評価，安全な食事姿勢や食形態の指導	経口摂取や食形態アップのための口腔環境整備 （口腔ケア，摂食嚥下訓練，歯科治療）
緩和ケアチーム	緩和ケア患者の疼痛管理，有害事象の予防	口腔有害事象の予防，QOLの向上 （口腔ケア，歯科治療）

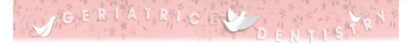

3章 口腔ケア
疾患ごとの口腔ケア

8 がん化学療法

ポイント がん化学療法で出現する口腔合併症とその対応方法を知る．

1. がん化学療法とは

 がん化学療法は，がん細胞の細胞分裂過程に作用し増殖を抑制させる．ただ，抗がん剤は，がん細胞だけでなく，細胞分裂の盛んな骨髄細胞，毛嚢細胞，口腔や腸管の粘膜細胞も攻撃してしまう．そのため，化学療法による口腔内の合併症として口腔粘膜炎が出現しやすくなる．その発症頻度は，40％程度と報告されている（NCI, 2007）．

2. がん化学療法のための口腔ケア

 がん化学療法における口腔ケアは，要介護高齢者へのそれとは完全に目的を異とする．がん化学療法の口腔内合併症としては，口腔粘膜炎だけでなく，口腔乾燥，味覚異常が出現し，骨髄抑制に伴い真菌やウイルスの感染リスクも高まる．口腔内の有害事象が強く出てしまうと，口腔内の疼痛や不快感から経口摂取不良となり，栄養摂取不良，治療の中断という転帰をたどる．そのため，化学療法のための口腔ケアの目的は，化学療法の完遂および経口摂取の継続をサポートすることである．そのために，治療開始前の口腔合併症の予防と，治療開始後の早期発見と早期対応を目標に行っていく．

3. がん化学療法開始前の対応

 口腔粘膜炎はある一定の割合で出現する．重要なのは，その症状を重篤化させないことである．がん化学療法によって起こる口腔粘膜炎は，口腔細菌の感染により増悪される．そのため，がん化学療法前に口腔の感染源となりうる口腔内の状況を把握し，歯周治療や抜歯を適宜行う必要がある．また，起こりうる口腔内の有害事象とその予防対策についての患者教育も重要である．

表1 化学療法における口腔ケアの手順

症状	治療内容	目的とポイント
初診	全身，口腔診査	・全身状態の把握（主疾患，治療内容，使用薬剤など） ・歯の状況（残存歯数，歯面の清掃状況，歯の鋭縁の有無など）
	歯周基本治療 感染根管処置 抜歯	患者教育（化学療法における口腔管理の必要性へ理解）の重要性 ・白血病や抗がん剤使用による口腔の有害事象について説明 ・化学療法中のセルフケア指導（保清・保湿） 　　歯ブラシ，歯間清掃，舌清掃および含嗽や保湿剤の使用　など
Day 3～6 悪心・嘔吐		
Day 7～14 骨髄抑制 粘膜炎発現	全身評価	血液データ：白血球（好中球），血小板，ヘモグロビンなど 　　　　　通常のケア　　　　やや慎重にケア　　　慎重にケア 白血球　>3,000/μL　　　1,000～3,000/μL　　<1,000/μL 好中球　>2,000/μL　　　500～2,000/μL　　　<500/μL 血小板　>50,000/μL　　20,000～50,000/μL　<20,000/μL
	口腔内診査	・口腔粘膜炎のグレード．CTCAE ver4.0 (p.19 参照) 　　Grade 1：症状がない，または軽度の症状がある．治療を要さない 　　Grade 2：中等度の疼痛．経口摂取に支障がない．食事の変更を要する 　　Grade 3：高度の疼痛．経口摂取に支障がある 　　Grade 4：生命を脅かす．緊急処置を要する ・粘膜の状況：潰瘍，アフタ，びらん．カンジダなどの有無 ・口腔乾燥の状況 ・出血の状況：出血点，新鮮出血の確認 ・開口の状況（疼痛による制限の有無，口唇・口角の粘膜炎の有無）
	口腔ケア	ケア方法 使用物品，吸引などを準備． 1. 含嗽，麻酔：疼痛が強い場合は，キシロカイン含有含嗽薬*でうがいをしてもらう．局所に強い疼痛がある場合は，表面麻酔を適用する． 粘膜が乾燥している場合は，口腔粘膜に口腔湿潤剤を塗布． *蒸留水または生理食塩水 500 mL に 5～20 mL の 4%キシロカイン液とアズノールを混ぜ，含嗽剤として使用する． 2. 汚染物の除去：歯面清掃．歯の表面を軟らかい歯ブラシで清掃する． *疼痛が強い場合は，歯頸部のブラッシングに注意する． *状況に応じて，歯ブラシではなく，スポンジや綿球での歯面清掃を行う． *粘膜の損傷に注意する． ・粘膜の汚染物をウェットティッシュ，綿棒などで奥から手前へ拭き取る ・カンジダ・ヘルペスなどの感染症に対して薬剤処方を検討
Day 15～ 口腔合併症の改善		口腔粘膜炎は徐々に回復していくので，粘膜炎の状況に応じた清掃指導を実施

4. がん化学療法開始後の対応

A）口腔粘膜炎
　口腔粘膜炎は，化学療法開始から1～2週間後の骨髄抑制時期に出現しやすい．口腔ケアの手順について**表1**に示す．

B）口腔乾燥
　抗がん剤の多くは，副作用として口渇がある．また疼痛緩和のためのオピオイド鎮痛薬（モルヒネやオキシコドンなど）も唾液分泌低下を招く．口腔内の疼痛による水分摂取の減少も，口腔乾燥を引き起こす（**図1**）．抗がん剤による口腔粘膜の脆弱化とともに口腔乾燥が起こると，粘膜の擦過により口腔粘膜炎が増悪しやすい．特に舌の側縁や口唇内側，頬粘膜などに潰瘍形成を起こしやすい．対策としては，保湿剤の使用による保湿ケアが中心となる．スプレータイプの保湿剤を口渇感があるときに頻繁に使用してもらい，ジェルタイプを口腔清掃後や就寝前に口腔内全体に塗布してもらうとよい．含嗽剤は，アルコールフリーのものを使用し，クロルヘキシジンは口内炎への刺激が強いので使用しない．

C）出血傾向（図2）
　骨髄抑制期には，白血球や血小板などの値を把握する．外来化学療法の場合には，通常採血結果を患者本人がもっていることが多いので，みせてもらうとよい．**表1**に示したように白血球数 1,000/μL 未満，血小板 20,000/μL 未満の場合には，ケア施行時には出血などに注意し，かなり慎重に口腔ケアを行う必要がある．

D）味覚障害
　舌の味蕾細胞が損傷されることで味覚を喪失したり，味覚異常が起こる．治療後に回復していくといわれる．

E）カンジダ（図3）
　好中球減少症に対する抗菌薬やステロイドの使用によって，口腔カンジダが出現することがある．軽度であれば，口腔衛生状態の改善で消失する．広範囲にカンジダがみられる場合は抗真菌薬（フロリードゲル，ファンギゾンなど）を投与する．

F）ヘルペス（図4）
　単純ヘルペスウイルスの感染により，口唇などに小水疱が形成され，水疱が破綻し，びらんを形成して疼痛が出現する．口腔衛生状態を清潔にすることと，抗ウイルス薬を塗布することで対応する．

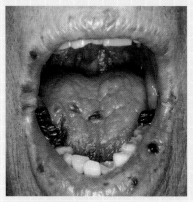
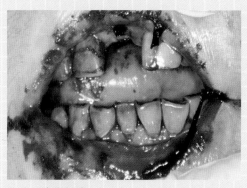

図1 口腔粘膜炎と口腔乾燥の併発
抗がん剤の使用により口腔粘膜炎が出現し，口腔乾燥も出てきている．

図2 出血傾向

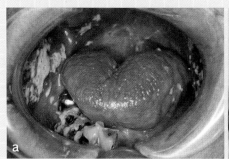
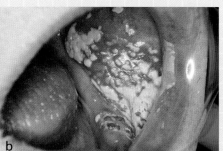

図3 カンジダ
口腔内全体に出現．

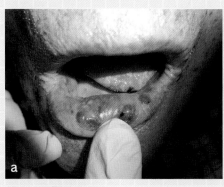
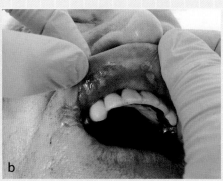

図4 口唇ヘルペス

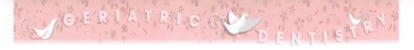

3章 口腔ケア

疾患ごとの口腔ケア

9 緩和ケア

> **ポイント** がん緩和ケアで出現する口腔合併症とその対応方法を知る．

1. がん緩和ケアとは

がん治療は，手術や化学療法を用いた治療期から緩和期へと移行していく．緩和ケアとは，WHO のステートメントで，「生命を脅かす病に関連する問題に直面している患者とその家族に対して，痛みやその他の身体的，社会心理的，精神的，スピリチュアル（宗教的，哲学的）な問題を早期に発見し，適切に評価し対応することを通して，苦痛（suffering）を予防し緩和することにより，患者と家族の QOL（quality of life，人生の質，生活の質）を改善する取り組み」と定義されている（図1）．

2. 緩和ケア患者における口腔ケア

進行がん患者では，全身状態の悪化や化学療法の副作用により多くの口腔問題が出現してくる．緩和ケアにおける口腔ケアの目的は，疾患の進行による口腔合併症の予防や，口腔に関連する苦痛を軽減し，患者の QOL の維持向上につなげることである．

3. 緩和ケア患者への対応

緩和ケア患者では，病状の進行に伴い口腔内の環境が悪化していく．特に，死期4週間前くらいから，口腔内の症状が顕著に現れるようになる．徐々にセルフケアが不十分になってくるので，その場合には，口腔ケアの介入回数を増やして口腔衛生状態を清潔に保つようにするように努める．

A）口腔乾燥

最も多く現れる症状が口腔乾燥である．終末期の脱水状態に対して輸液などを増やしても，胸水，腹水の貯留を助長してしまうため，過度な輸液は推奨されて

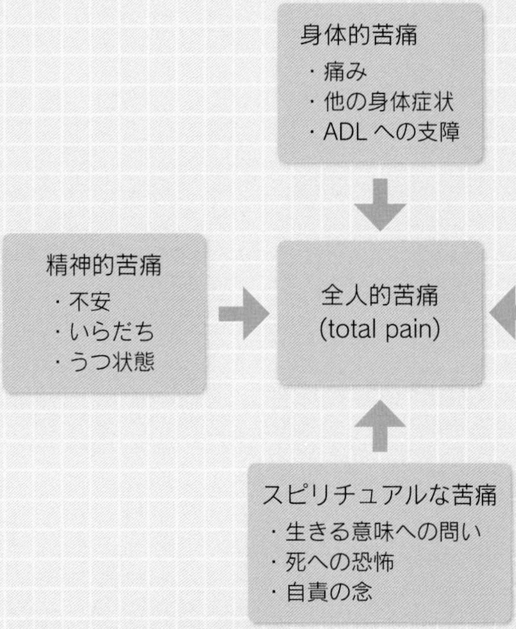

身体的苦痛
・痛み
・他の身体症状
・ADLへの支障

精神的苦痛
・不安
・いらだち
・うつ状態

全人的苦痛
(total pain)

社会的苦痛
・経済的問題
・仕事の問題
・家庭の問題

スピリチュアルな苦痛
・生きる意味への問い
・死への恐怖
・自責の念

図1　緩和ケア模式図
緩和ケアは「病気の時期」や「治療の場所」を問わず提供され，「苦痛（つらさ）」に焦点があてられる．

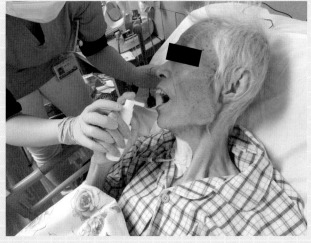

図2　口腔乾燥への対応

いない．そのため，脱水症状による口腔乾燥が終末期患者の約80％に出現するといわれる．また，代謝不良，全身状態低下，がん治療薬や抗不安薬，抗うつ薬などの副作用によっても口腔乾燥が進行する．

口腔乾燥により，歯頸部う蝕が一気に進行し，残根歯だらけという状況に陥りやすい．そのため，口腔乾燥が著明に出ている場合には，こまめな口腔ケアと保湿ケアが必要である（図2）．

B）摂食嚥下障害

がん終末期では，低栄養や悪液質，薬剤の副作用から摂食嚥下障害が出現する．また食思不振，味覚異常，嘔吐，嘔気などによっても経口摂取が難しくなることが多い．がん終末期における摂食嚥下リハビリテーションでは，積極的な嚥下訓練による筋力回復を望むのは難しい．そのため，食物形態や姿勢調整による代償法や頭頸部のリラクゼーションなどが中心となる．

咀嚼能力の低下や嚥下機能が低下している場合には，舌でつぶせるような硬さでばらつかないような食品に変更する．食事の形態だけでなく，個々の患者に合わせた食事の提供やみた目も美味しそうと感じられる工夫が求められる（図3）．

舌の力が弱い場合には，リクライニングの姿勢を取ると送り込みの補助になる（図4）．また，リクライニング位は，姿勢を保持しやすい姿勢であるので，全身の耐久性が低下している場合にも効果的である．

C）出血傾向（図5）

骨髄抑制や肝機能障害から易出血状態になることがある．また口腔粘膜も乾燥により脆弱になっており，容易に出血しやすくなる．口唇や口腔粘膜からの出血が多く認められる場合には，出血点を確認し，新鮮出血の有無，止血に要する時間の程度などを確認する．口腔内の保湿をしっかりと行い，歯の表面のブラッシングを中心に行う．

D）カンジダ

がん終末期になると，全身の免疫能力の低下，口腔衛生状態の不良などからカンジダが口腔内に出現しやすくなる．口腔カンジダが進行して口腔内の疼痛が著しくなると食事摂取への影響が出るために，口腔衛生状態を改善し，必要があれば抗真菌薬を処方する．

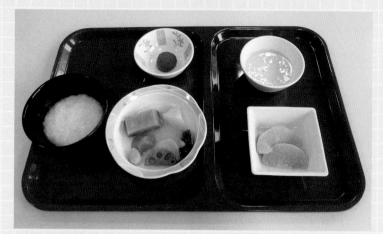

図3　食事形態の工夫

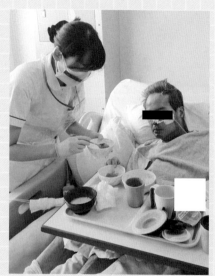

図4　リクライニング姿勢

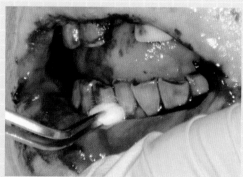

図5　出血傾向

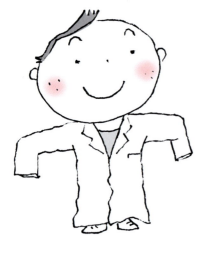

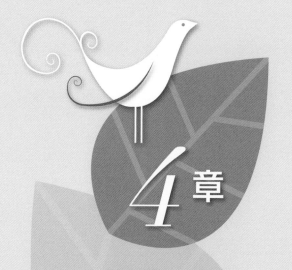

4章

摂食嚥下リハビリテーション

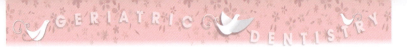

4章 摂食嚥下リハビリテーション

1 診　察

> **ポイント** 摂食嚥下障害の診察は，問診と評価が重要である．

診察の流れ

　摂食嚥下障害の有無を判断する場合，病歴や症状についての問診後，臨床的な評価を行う（図1）．得られた評価が，摂食嚥下障害のどの部分を反映しているのかを意識することが重要である．

1─問　診

A）現病歴・既往歴，摂食嚥下障害の症状の確認（図2）

　摂食嚥下障害は多岐にわたる原因疾患をもつため，その経過もさまざまである．症状がいつから出現して現在の状態に至ったのかを確認する．

　そのほか，誤嚥性肺炎の既往，頻度，原因についても確認が必要である．

B）栄養摂取方法と食形態の確認

　経管栄養と経口摂取の割合で，経管のみ，経管＞経口，経管＜経口，経口調整要，経口調整不要に分類する．

　経口調整要の場合は，ミキサー食やきざみ食，軟飯，軟菜，全粥，米飯など，どの食形態を摂取しているのか，水分にはどの程度トロミを付与しているのかを同時に聴取する．

2─評　価

A）覚醒状態

　覚醒状態が不良であると，嚥下反射のみならず，咳反射も低下する．

B）普通に深い呼吸ができるか

　嚥下と呼吸は協調しているため，呼吸機能の低下は，摂食嚥下障害の原因となる[2]．

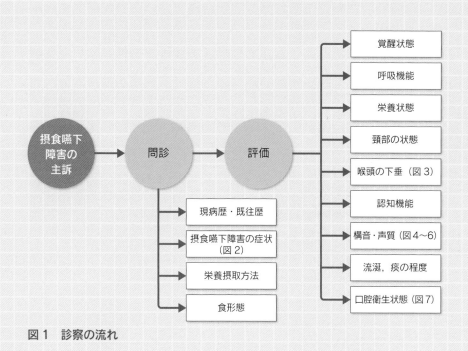

図1　診察の流れ

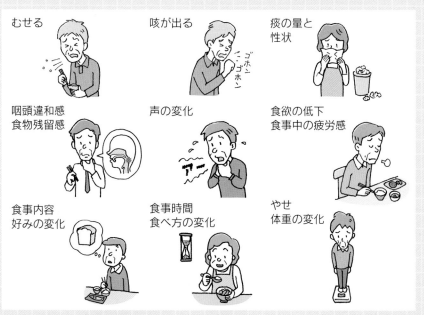

図2　摂食嚥下障害を疑う症状
(藤島, 1993.[1])

C）栄養状態

低栄養の存在は易感染性だけでなく，筋肉量の減少による，座位の耐久性低下，嚥下関連筋群の筋力低下の原因となる[3]．

D）頸部の状態

喉頭挙上筋は前頸部に存在するため，頸部の過緊張は嚥下動態に悪影響を与える．また頸部が後屈した状態で拘縮しているような場合には，誤嚥のリスクが高まる．

E）喉頭の下垂

高齢者は若年者と比較して，喉頭の位置が下垂し咽頭腔が拡大する[4]．その場合（図3），嚥下時にすべての食物を食道へ移送できず，咽頭残留が起きやすいことが予見される．

F）認知機能

認知症や高次脳機能障害によって意思疎通が困難であると，一口量の調整や交互嚥下などの誤嚥を防止する代償法が行えないだけでなく，摂食嚥下リハビリテーションの内容も制限される．また，食事に集中できているかを確認する必要がある．

G）発声・構音

声がかすれている場合（気息性嗄声）は声門閉鎖が不良である場合が多く，誤嚥の原因となるだけでなく，強い咳を行うことが困難となる（図4）．また，声がガラガラする場合（湿性嗄声）は安静時の唾液の誤嚥や，分泌物が喉頭内に貯留していることが疑われる．

構音を通じて，口唇，頬，舌，軟口蓋，咽頭など嚥下関連筋群の障害の程度を評価する（図5, 6）．構音が不明瞭である場合は準備期，口腔期，特に舌の動きが不良である場合が少なくない．

H）流涎や痰は多くないか

口唇閉鎖不良の有無や安静時の嚥下反射惹起性の低下，安静時の唾液誤嚥や日常的な食物誤嚥の有無を疑う．

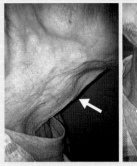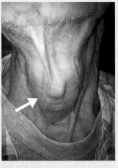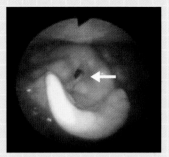

図3 加齢による喉頭の下垂
甲状軟骨(矢印部)は加齢に伴い下垂し,咽頭腔は拡大する.

図4 声門閉鎖不良
発声時の声門閉鎖が不良であり,気息性嗄声を呈していた(矢印).

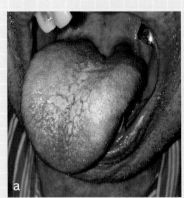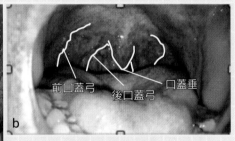

図5 舌・軟口蓋の運動麻痺
a:舌は突出時に患側に偏倚する.
b:軟口蓋は健側に牽引される.

1）口腔内は清潔か（図7）

　口腔衛生状態が不良である場合，低下した口腔機能のため自浄作用が働いていないことや，熱心な口腔ケアが行われていないことが疑われる．

文　献
1) 藤島一郎：脳卒中の摂食・嚥下障害．第1版，医歯薬出版，東京，pp.49-50, 1993.
2) 鎌倉やよい, 杉本助男, 深田順子：加齢に伴う嚥下時の呼吸の変．日摂食嚥下リハ会誌, 4：38-46, 2000.
3) Maeda K, Akagi J : Decreased tongue pressure is associated with sarcopenia and sarcopenic dysphagia in the elderly. Dysphagia, 30：80-87, 2015.
4) Logemann JA, Pauloski BR, Rademaker AW, et al. : Temporal and biomechanical characteristics of oropharyngeal swallow in younger and older men. J Speech Lang Hear Res, 43：1264-1274, 2000.

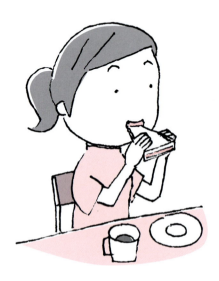

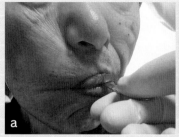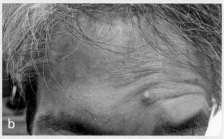

図6 右側の顔面神経麻痺
a：頬をすぼめてもらった状態．
b：顔面の前額部は両側性支配であるが，二次運動ニューロンの障害により額のしわ寄せができていない．

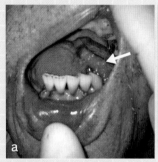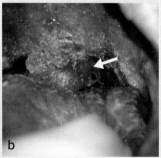

図7 口腔内は清潔か
a：食事後の口腔内．食物残渣が認められる（矢印）．
b：禁食患者の口腔内．口蓋垂に乾燥痰が付着している（矢印）．

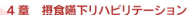

4章 摂食嚥下リハビリテーション

スクリーニングテスト

ポイント 種々のスクリーニングテストを用いて，摂食嚥下障害を抽出する．

スクリーニングテストの種類

誤嚥，不顕性誤嚥，咽頭残留を予測するそれぞれのスクリーニングテストが存在するため，用途に応じて使用する（図1）．

誤嚥を予測

A）反復唾液嚥下テスト[1]（RSST：repetitive saliva swallowing test）

人差し指で舌骨を，中指で甲状軟骨を触知し，30秒間で何回嚥下できるかを観察する．甲状軟骨が指を十分に乗り越えた場合のみ1回とカウントし，3回未満であった場合，誤嚥ありと判断する．

B）改訂水飲みテスト[2]（MWST：modified water swallowing test）（表1）

3 mLの冷水を口腔底に注入する．嚥下反射の有無や，嚥下後のむせ，湿性嗄声，呼吸変化によって評価する．

評点が4点以上であった場合，偶然を配慮して，最大でさらに2回繰り返し，最も悪かったときを評点とする．

C）食物テスト[2]（FT：food test）

茶さじ1杯（約4 g）のプリンを食べてもらう．検査方法はほとんどMWSTと同じであるが，口腔期における食塊形成を評価するため，嚥下後の口腔内残留の有無を確認する．

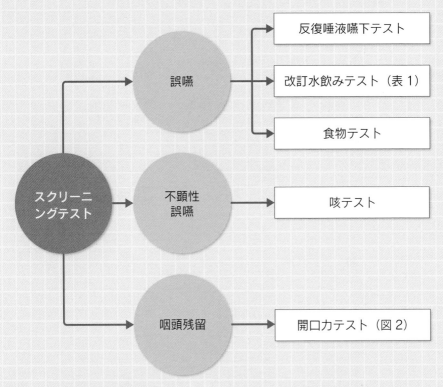

図1 スクリーニングテスト

表1 改訂水飲みテスト（MWST：modified water swallowing test）

冷水 3 mL を口腔底に注ぎ嚥下を命じる（MWST）

評価基準
1. 嚥下なし，むせる and / or 呼吸切迫
2. 嚥下あり，呼吸切迫（silent aspiration の疑い）
3. 嚥下あり，呼吸良好，むせる and / or 湿性嗄声
4. 嚥下あり，呼吸良好，むせない
5. 4 に加え，反復嚥下が 30 秒以内に 2 回可能

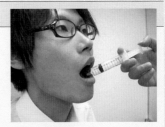

※評価基準が 4 点以上なら最大 2 施行繰り返し，最も悪い場合を評点とする．

2 ─ 不顕性誤嚥を予測

A) 咳テスト（cough test）[5]

1.13％濃度のクエン酸溶液をネブライザーより噴霧して吸入してもらい，咳嗽反射の有無を確認する．30秒間で1回咳があった場合，陰性と判断する．また喘息を有する患者には使用しない．

3 ─ 咽頭残留を予測

A) 開口力テスト（JOFT：jaw-opening force test）[4]（図2）

舌骨上筋の一部が開口筋であることから，口を開ける力を測定し，咽頭残留のスクリーニングを行う．

測定には，開口力計を装着し，バンドをできるだけ強く締めて，できるだけ強く開口するように指示する．男性は5.3 kg，女性は3.9 kgを下回るときに咽頭残留の存在が疑われる．

文献

1) 小口和代，才藤栄一，馬場 尊，ほか：機能的嚥下障害スクリーニングテスト「反復唾液嚥下テスト」（RSST：Repetitive Saliva Swallowing Test）の検討 (1) 正常値の検討．リハ医学，37：375-382, 2000．
2) 戸原 玄，才藤栄一，馬場 尊，ほか：Videofluorographyを用いない摂食・嚥下障害評価フローチャート．日摂食嚥下リハ会誌，6：196-206, 2002．
3) Sato M, Tohara H, Iida T, Wada S, Inoue M, Ueda K：Simplified cough test for screening silent aspiration. Arch Phys Med Rehabil, 93：1982-1986, 2012．
4) Hara K, Tohara H, Wada S, Iida T, Ueda K, Ansai T：Jaw-opening force test to screen for dysphagia：preliminary results. Arch Phys Med Rehabil, 95：867-874, 2014．

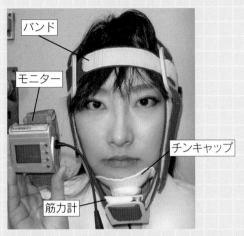

図 2 開口力テスト（JOFT：jaw-opening force test）
開口力計は，筋力計，モニター，チンキャップ，複数のバンドからなる．バンドにてオトガイ部と頭部を強く固定した状態で，強く開口を命じる．男性は，5.3 kg 以下，女性は 3.9 kg 以下になると，咽頭残留が予見される．

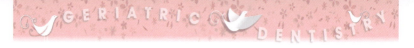

4章 摂食嚥下リハビリテーション

3 栄養状態の評価

> ポイント スクリーニングにて栄養障害を抽出し，詳細なアセスメントを行う．

栄養障害のスクリーニングとアセスメント（図1）

摂食嚥下障害によって食事量が減少したり，食事内容が制限されると低栄養を引き起こしやすい．さらに高齢者では慢性的な低栄養を有するリスクが高く[1]，摂食嚥下障害をもつ高齢者への対応には，栄養状態の評価が必要である．まずは栄養障害のスクリーニングを行い，より詳細なアセスメントを行う．

1 ─ スクリーニング

A）SGA（subjective global assessment）：主観的包括的評価

主観的に栄養状態を評価する方法で，問診，病歴と簡単な身体計測で得られる．栄養障害のスクリーニングとして用いることができるが，主観的な方法なので熟練を要する．

B）MNA®-SF（Mini Nutrition Assessment-Short Form）[2]（図2）

食事量，体重減少，歩行能力，精神的ストレス・急性疾患の有無，神経・精神的問題，BMI から低栄養，低栄養のおそれあり（at risk）を求める．BMI の算出が困難な際には，下腿周囲長（CC：calf circumference）を用いる．

2 ─ アセスメント

A）身体計測（表1～3，図3）

体脂肪量と体タンパク質・身体機能の指標である筋肉量から栄養状態を推定する．身長，体重から BMI（body mass index），体重減少率（％LBW：loss of body weight），基準体重比（％IBW：ideal body weight）を算出する．

周囲長計測メジャーと皮下脂肪厚計を使用して，体脂肪量と筋肉量の指標である上腕周囲長（AC：arm circumference）と，体脂肪量の指標である上腕三頭筋

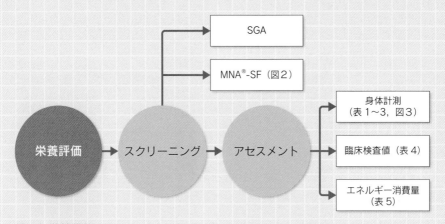

図1 栄養評価

図2 MNA®-SF (Nestlé Health Science[2])
(参照：http://www.mna-elderly.com/)

表1 BMI (body mass index)

<18.5	低体重
18.5〜24.9	適正体重
>24.9	過体重，肥満

※ BMI＝体重 (kg)/〔身長 (m)〕^{2}

表2 基準体重比 (% IBW：ideal body weight)

>90	普通
80〜89	軽度栄養障害
70〜79	中等度栄養障害
<69	極度栄養不良

※ IBW (kg)＝(身長 (m))^2×22
　IBW (%)＝現体重 (kg)/IBW(kg)×100

表3 体重減少率 (% LBW：loss of body weight)

期間	有意な体重減少	著明な体重減少
1週間	1〜2%	2%以上
1か月	5%	5%以上
3か月	7.5%	7.5%
6か月	10%	10%以上

※ LBW (%)＝(現体重(kg)−健常時体重(kg))/健常時体重 (kg)

部皮下脂肪厚(TSF:triceps skinfold)を測定する.また,ACとTSFから筋肉量の指標である上腕筋囲長(AMC:arm muscle circumference),上腕筋面積(AMA:arm muscle are)が計算できる.下腿周囲長(CC:calf circumference)は体重,日常動作と相関があるとされている.また身体計測には,浮腫や腹水,胸水が影響することを留意する.

B) 臨床検査値(表4)

血清タンパク質のうち,血清アルブミン(Alb)は代表的な指標であり,3.5を下回るときに低栄養を疑う.しかし,脱水や体外への排出,代謝の亢進,肝疾患や炎症性疾患などによる合成低下による影響を受けるだけでなく,半減期が21日と長いことにも留意する.

C) エネルギー消費量(表5)

投与するエネルギーを把握するため,総エネルギー消費量(TEE:total energy expenditure)の推計が重要である.TEEは基礎エネルギー消費量(BEE:basal energy expenditure)と,活動係数,ストレス係数から算出する.BEEはHarris-Benedictの式で推計されることが多いが,日本人のための簡易な式も存在する.日本人の平均は,約25 kcal/kg(体重)とされている[3].経管栄養,静脈栄養を併用している場合は,それらを合算した値を算出し,栄養の過不足がないかを検討する.

文 献

1) 中村丁次:高齢者の栄養管理の現状. Geriat Med, 44:879-884, 2006.
2) Nestlé Health Science:https://www.nestlehealthscience.jp/inform/documents/mna_japanese.pdf
3) 田中芳明:「NST栄養療法パーフェクトガイドブック上」,医歯薬出版,東京,p.39, 2007.
4) 大柳治正:コメディカルのための静脈・経腸栄養. 日本臨床, 49(特別号):125-129, 1991.

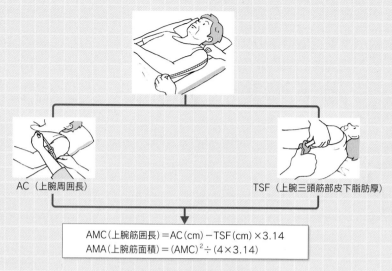

AC（上腕周囲長）　　　　　　　TSF（上腕三頭筋部皮下脂肪厚）

AMC（上腕筋囲長）＝AC（cm）−TSF（cm）×3.14
AMA（上腕筋面積）＝（AMC）^{2}÷（4×3.14）

図3　ACとTSFの計測とAMA，AMCの算出
ACは，周囲長計測メジャーを使用し，TSFは，皮下脂肪厚計をそれぞれ使用する．ACとTSFは，肩峰から肘先の中点の位置で計測する．AMC，AMAはACとTSFから算出する．

表4　栄養アセスメントの評価項目

	正常	軽度栄養障害	中度栄養障害	重度栄養障害
アルブミン（g/dL）	3.6以上	3〜3.5	2.6〜3	2.5以下
リンパ球数（/mm^2）	2,000以上	1,200〜2,000	800〜1,200	800以下
ヘモグロビン（g/dL）	男性：13以上 女性：11.5以上	10〜13	10以下	
トランスフェリン（mg/dL）	170以上	150〜170	100〜150	100以下

表5　総エネルギー消費量の算出

TEE（総エネルギー消費量）＝BEE（基礎エネルギー消費量）×活動係数×ストレス係数		
BEE（基礎エネルギー消費量）	活動係数	ストレス係数
Harris-Benedictの式 男性［66.47＋13.73W＋5.0H−6.76A］ 女性［655.1＋9.56W＋1.85H−4.68A］ W：体重（kg），H：身長（cm），A：年齢 日本人のための簡易な式 男性［14.1（W）＋620］ 女性［10.8（W）＋620］ W：体重（kg）	寝たきり：1.0 歩行可：1.2 労働　1.4〜1.8	飢餓状態：0.6〜1.0 術後3日：1.2〜1.8 骨折：1.1〜1.3 褥瘡：1.1〜1.6 発熱：1.0℃上昇ごとに 　　　0.2追加

TEE：total energy expenditure，BEE：basal energy expenditure
＊BEEをHarris-Benedictの式で算出

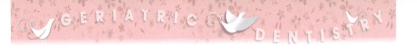

4章 摂食嚥下リハビリテーション

摂食嚥下障害の検査法
嚥下造影（VF）

VF検査時には，食塊と解剖学的構造の動態をそれぞれ観察する．

VF（videofluoroscopic examination of swallowing）

　VFは，摂食嚥下機能の精査であり，誤嚥，咽頭残留，機能的・器質的異常を明らかにし，それらに対応する安全な食物や食べ方を検討することを目的としている[1]．VFの手順については，図1に示す．

1—VFに必要な物品・機器

　VF用の椅子は，摂食嚥下障害に対する代償法を行うため，姿勢や体位の微調整が可能であるものを使用する．図2aは東名ブレース製のVF用車椅子である．リクライニングに加え，上下動が可能である．角度計もついているため，再現性のあるリクライニングの調整ができる．加造影剤検査食品については，どのようなものを準備するかは施設や施行者により異なる（図2b）．用いる造影剤は，誤嚥時の安全性の点から硫酸バリウムを用いることが多く，重量比は30〜40%濃度で十分な造影効果が得られる[1]．そのほか，検査結果を記録する録画用メディアや誤嚥時に必要な吸引器，パルスオキシメーターも必要である．

2—VFの進め方

　透視撮影台を使用する場合には，管球との間に患者を座らせる．検査を円滑に進めるために，透視装置を操作する役割，食物を摂取させる役割，摂食嚥下機能を評価する役割を設け，人材を配置する．特に食物を摂取させる役割は，患者の詳細を把握する者が行うことが望ましい．モニターを観察しながら，摂食嚥下機能を評価する役割は，VF評価に習熟した医師・歯科医師が行うとよい．検査は，姿勢や食材，嚥下手技の有無などの条件を設定し図1に示した検査食と解剖学的構造の動態の両方を観察しながら進めていく[1]．検査を進めるなかで問題が生

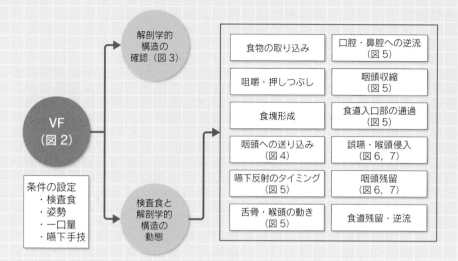

図1　VFの観察ポイント
(日本摂食・嚥下リハビリテーション学会医療検討委員会, 2004.[1] より一部改変)

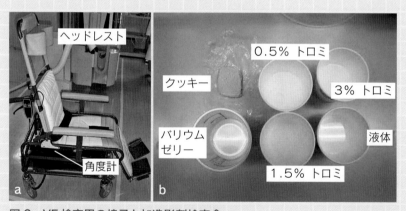

図2　VF検査用の椅子と加造影剤検査食
a：東名ブレース製のVF検査用の椅子．リクライニング，上下運動，ヘッドレストの微調整が可能であり，角度計もついている．
b：検査食は，30〜40％濃度の硫酸バリウムを用い，異なる形態とトロミを用意する．

じれば，体位の調整や誤嚥を防止する手技，咽頭残留を除去する方法を試す．さらにさまざまな食形態を試し，総合的な結果から総合的な栄養摂取方法を決定する．

3 - VFの観察項目

A) 解剖学的構造の確認（図3）

VF時の条件によって照射野は異なるが，図3に示す各組織がモニターに入るように管球やVF検査用の椅子の位置を調整し，安静時の解剖学的構造を確認する．

B) 食塊と解剖学的構造の動態[2]

舌上で保持された口腔内の食塊は，舌によって口蓋に押しつけられながら咽頭へ絞り出されるように送り込まれる（図4）．咽頭期では，軟口蓋の挙上，舌骨・喉頭の前上方への挙上，舌根部と咽頭後壁の接触，食道入口部の開大，喉頭閉鎖がなされ，食塊は，咽頭から食道へ移送される（図5）．その後，食塊は食道の蠕動運動により胃へと運ばれる．VF検査時には，誤嚥（図6，7），喉頭内侵入（図7），咽頭残留（図6，7）を見逃さないようにし，それらを防ぐ，もしくは除去する姿勢，食形態，一口量，嚥下手技を検討し，必要な間接訓練を提案する．

4 - VF結果の解釈

VFの結果から，安全な食物，食べ方，量も加味し，経口摂取や直接訓練の可否を決定する．その際には，現実的に可能か，再現性はあるのかという点を考慮する．再検査時には，前回検査時のフォローアップと訓練効果を確認し，いずれのレベルにおいても必要に応じて間接訓練の内容を決定する．

文献

1) 日本摂食・嚥下リハビリテーション学会医療検討委員会：嚥下造影の標準的検査方法（詳細版）．日摂食嚥下リハ会誌，8：71-86，2004．
2) Logemann JA：Manual for the Videofluorographic Study of Swallowing, 2nd ed., Austin：Pro-Ed, 1993．

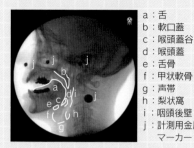

図3 摂食嚥下に関わる各組織
（側面）

a：舌
b：軟口蓋
c：喉頭蓋谷
d：喉頭蓋
e：舌骨
f：甲状軟骨
g：声帯
h：梨状窩
i：咽頭後壁
j：計測用金属マーカー

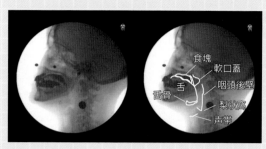

図4 口腔期
口唇は閉鎖し，舌は口蓋に前方から後方へ接触することで食塊を咽頭に送り込む．

図5 咽頭期
舌骨・喉頭は前上方位に挙上し，食道入口部が開大している．軟口蓋は挙上し，舌根部と咽頭後壁が接触することで食塊を下方へ押し出す．

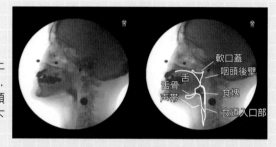

図6 誤嚥と咽頭残留
食塊を誤嚥し，喉頭蓋谷と梨状窩に咽頭残留が認められる．

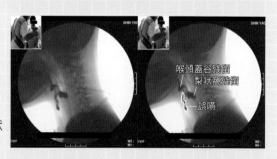

図7 嚥下後誤嚥
梨状窩に残留した食塊が披裂間切痕から垂れ込み，誤嚥を呈している．

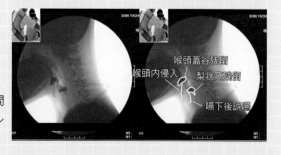

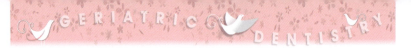

4章 摂食嚥下リハビリテーション
摂食嚥下障害の検査法

嚥下内視鏡検査（VE）

> **ポイント** VE検査時には，安静時の咽頭・喉頭を観察した後に食塊の動態を評価する．

VE：videoendoscopic examination of swallowing（図1）

　嚥下機能の精査の一つである嚥下内視鏡検査（VE）は持ち運びが容易で，ベッドサイドで検査することが可能である．しかし，検査中に不快感があることや，嚥下中の所見や口腔・食道が観察できないなどの問題点がある．

1―観察手順

A）ファイバーの挿入
　ファイバー先端に局所麻酔のゼリーを塗り，鼻孔から通していく．その際は，下鼻道，総鼻道，中鼻道のうち，最も広いところを通す．

B）鼻咽腔閉鎖の観察（図2）
　空嚥下や，「パ」や「カ」などの発声により，軟口蓋の挙上や咽頭後壁の左右差を観察する．鼻咽腔閉鎖不全があると，食塊の鼻腔への逆流や嚥下圧が鼻腔に逃げてしまうため，咽頭での陰圧形成が不良となる．

C）咽頭・喉頭の観察（図3）
　High positionは，舌根，咽頭，喉頭の観察に適している（図3a）．Low position（図3b）では，喉頭や声帯の様子を観察し，誤嚥，喉頭侵入の有無や声門閉鎖の可否を確認する．

2―観察項目（食物摂取前）

A）分泌物の貯留の有無（図4）
　痰の貯留や安静時の唾液誤嚥，極端な咽頭の乾燥がないかを確認する．分泌物の貯留が多い場合，日常的な誤嚥が疑われ，誤嚥性肺炎のリスクとなる[1]．

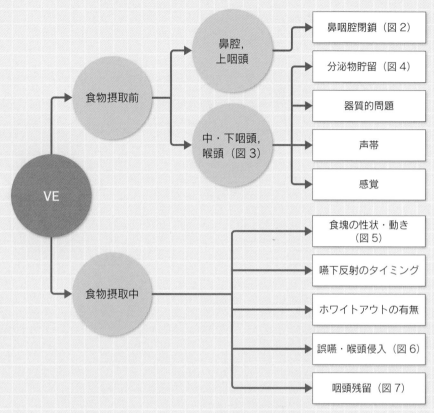

図1 VEの観察ポイント

図2 鼻咽腔閉鎖
a：安静時（健常例）．
b：発声時（健常例）．
c：安静時（鼻咽腔閉鎖不全例）．上咽頭後壁にバリウムの付着を認める．
d：発声時（鼻咽腔閉鎖不全例）．左の軟口蓋の挙上不全を認める．

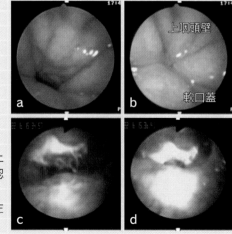

B）器質的問題の有無

正常な嚥下を妨げるような頸椎骨棘や腫瘍，囊胞，肥大した口蓋扁桃がないかを確認する．

C）声門閉鎖

声門閉鎖の可否を確認するうえで，披裂部の内転・外転や声帯閉鎖の良否，左右差がないかを観察する．

D）感覚

声門上粘膜，喉頭蓋喉頭面，披裂軟骨，声帯は特に感覚が鋭敏であり[2]，同部位を内視鏡先端で触れて，感覚，嚥下反射，咳反射の有無を調べる．ただし，粘膜損傷の危険性があることに留意する．

3 ─ 観察項目（食物摂取中）

A）食塊の性状や動き

咽頭に運ばれてくる食塊が，よく咀嚼されているかを確認する．また，食塊が一塊になって送り込まれているか，進入経路は安全かを確認する（図5）．

B）嚥下反射惹起のタイミング

食塊がどのあたりに達したときに嚥下反射が起こるかを観察する．健常成人において，ほとんどは梨状窩に達する前に嚥下反射は惹起される[3]．嚥下反射惹起のタイミングが誤嚥につながるかという視点で評価するとよい．

C）ホワイトアウトの有無

嚥下時の咽頭収縮によって，カメラの映像が白くなることをホワイトアウトという．唾液や食塊の嚥下時にホワイトアウトが観察されない場合は，咽頭圧形成が不十分である．

D）誤嚥，喉頭侵入の有無（図6）

声帯下に食物や着色した液体が侵入していないかを注意深く観察する．ホワイトアウトのため嚥下中誤嚥の確認が困難であるため，発声や咳払いを促しながら，誤嚥物が喀出されないかを確認する．また誤嚥，喉頭侵入があった場合，食塊が排出されるかどうかが重要である[4]．

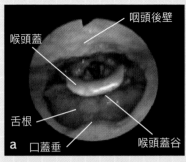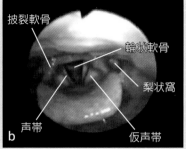

図3 咽頭・喉頭の観察
a：High position．食物の咀嚼の状態や食塊形成の良否，送り込みの力強さ，嚥下後の咽頭残留の有無などを観察する．
b：Low position．誤嚥，喉頭侵入の有無や声門閉鎖の可否を観察する．

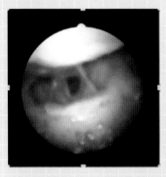

図4 分泌物貯留の有無
咽頭，喉頭内に痰や唾液を含む分泌物が多量に貯留している．

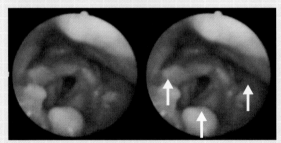

図5 食塊形成不良の一例
食塊が散らばって咽頭に流入しており，一部は喉頭蓋を乗り越えている（矢印）．

E）咽頭残留の有無（図7）

喉頭蓋谷と梨状窩の咽頭残留を確認する．咽頭残留が嚥下するごとに増えていくのか，誤嚥につながりそうかという視点で観察し，追加嚥下や交互嚥下によって，除去可能かを確認しておく．

4 ― VE 後の指導について

VE 後に適切な嚥下手技や食形態，必要な間接訓練，適切な栄養摂取方法を決定する．また検査所見は，ファイバー挿入時の違和感により日常的な嚥下運動を反映していない可能性があることに注意する．

文　献
1) Murray J, Langmore SE, et al.：The significance of accumulated oropharyngeal secretions and swallowing frequency in predicting aspiration. Dysphagia, 11 (2)：99-103, 1996.
2) Dubner R, Sessle BJ, et al.：Neural Basis of Oral and Facial Function. Plenum Press, New York, 1978.
3) Dua KS, Ren J, Shaker R, et al.：Coordination of deglutitive glottal function and pharyngeal bolus transit during normal eating. Gastroenterology, 112 (1)：73-83, 1997.
4) Rosenbek JC, Robbins JA, Roecker EB, et al.：A penetration-aspiration scale. Dysphagia, 11 (2)：93-98, 1996.

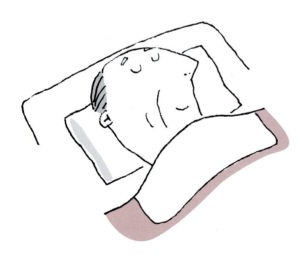

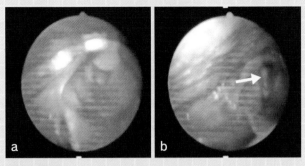

図6 誤嚥
a：嚥下前．食塊が声帯に達している．
b：嚥下後．嚥下反射惹起後，気管内に食塊が確認できる（矢印）．

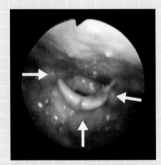

図7 咽頭残留例
左右の梨状窩と喉頭蓋谷に咽頭残留を認める（矢印）．

4章 摂食嚥下リハビリテーション

摂食嚥下障害の対応法
間接訓練

ポイント 摂食嚥下障害に応じた間接訓練を選択する．

訓練の選択

　摂食嚥下障害は，複数の機能障害を抱えている．その複数の機能障害に対して，複数の間接訓練を行うことは，時間的にも患者の体力的にも限度がある．摂食嚥下障害の評価を行い，適切な訓練法を選択する．多くの間接訓練が存在するので，代表的な間接訓練を紹介する（図1）．

1 ─ 嚥下前体操

　全身や嚥下関連筋群のリラクゼーション，覚醒を促すことを目的として食前に行う．代表的な方法として，深呼吸，首の運動，肩の運動，口腔の運動，発声訓練，咳払いを行う．

2 ─ 口腔周囲筋・舌の運動訓練[1]

　口唇・頰の運動として，①口唇を横に引く，②口唇を突出する，③口唇を閉鎖することを行う．
　舌の運動訓練として，舌の前方運動，側方運動，挙上運動を行う．自動運動ができない場合は，介助にて他動運動を行う（図2）．

3 ─ 構音訓練

　障害されている嚥下関連筋群を意識して，ゆっくり力を入れて行うようにする（表1）．ただし，運動の性質上，発声時は，敏捷で正確な運動が要求されるが，嚥下時は，比較的緩慢な一定した運動であることに留意する[2]．

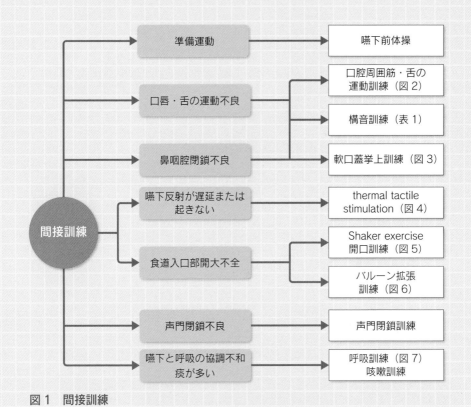

図1 間接訓練

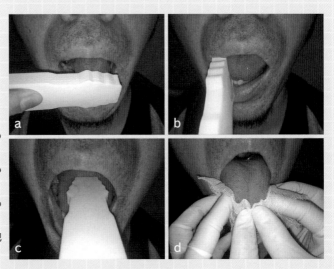

図2 舌の運動訓練
a：前方運動に対する抵抗運動
b：側方運動に対する抵抗運動
c：挙上運動に対する抵抗運動
d：前方運動を促す他動運動

6—摂食嚥下障害の対応法　間接訓練

4 ― 軟口蓋挙上訓練

嚥下時に食塊が鼻腔に逆流する場合，鼻咽腔閉鎖を目的として軟口蓋挙上訓練を行う．ブローイング訓練に代表される吹く行為（図3）や，口唇を閉じて頬を膨らませる行為，力を入れて物を押す動作や物を引っ張る動作を行わせる．

5 ― Thermal tactile stimulation[1]

嚥下反射惹起を目的として，口腔の後方（舌根部や前口蓋弓）を金属製のスプーンや凍らした綿棒などで刺激する（図4）．食事や直接訓練前に行うだけでなく，直接訓練が不可能な症例にも適用できる．

6 ― Shaker exercise[3]，開口訓練[4]

舌骨・喉頭挙上が不良なため食道入口部が開大しない場合，下記の訓練によって舌骨上筋群の筋力強化訓練を行う．

A) Shaker exercise

仰臥位にて，肩を床につけた状態で自分のつま先をみるように，1分間の頭部挙上を3セット行う．続いて，頭部の上げ下ろしを30回行う．これらの運動を1日3回6週間行う．

B) 開口訓練

10秒間の最大開口を命じ，10秒間休憩する．これを5回繰り返すことを1セットとし，1日2セットを4週間行う（図5）．

7 ― バルーン拡張訓練

輪状咽頭筋の弛緩不全のため食道入口部が開大しない場合，バルーン拡張訓練による輪状咽頭筋の機械的なストレッチを行う（図6）．

8 ― 声門閉鎖訓練

上肢に力を入れる運動とともに発声を行ってもらう．息こらえを行うことで，声帯の内転を改善させ，声門閉鎖を改善させる．

表1 発声（構音）と嚥下機能
(日本摂食・嚥下リハビリテーション学会編, 2011.[1])

パ行・バ行が不明瞭 パ行がマ行になる	口唇閉鎖不良 鼻咽頭閉鎖不良
タ行・ダ行が不明瞭	舌尖挙上が不良
カ行・ガ行が不明瞭	奥舌挙上が不良
イがエになる	舌の挙上不良やボリューム不足

発声は，敏捷で正確な運動であるが，嚥下は，比較的緩慢な一定した運動であることに留意し，障害されている嚥下関連筋群を意識して，ゆっくり力を入れて行うようにする．

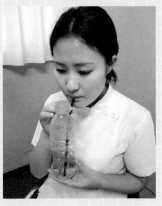

図3　ブローイング訓練
容器に水分を入れて，ストローで吹く．鼻咽腔閉鎖機能の改善だけでなく，呼吸訓練としても用いることがある．

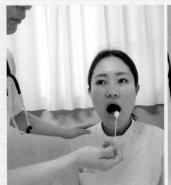 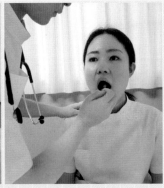

図4　Thermal tactile stimulation
冷やした綿棒を使い奥舌や軟口蓋を刺激し，嚥下反射を誘発する．

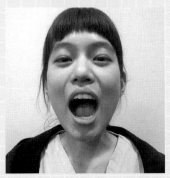

図5　開口訓練
舌骨上筋の筋力増強訓練．10秒間の最大開口を命じ，10秒間休憩する．これを5回繰り返すことを1セットとし，1日2セットを4週間行う．

9 — 呼吸訓練・咳嗽訓練[5]

摂食嚥下障害患者では，呼吸と嚥下の協調性障害や，咳嗽力の低下，気道クリアランスの低下が生じることが多い[1]．

呼吸訓練は，リラクゼーション，呼吸練習，胸郭可動域訓練（**図7**），排痰法，運動療法に大別される．咳嗽訓練は，気道内の分泌物除去や誤嚥物の除去に有用である．咳嗽訓練は，随意的に強く呼気をさせることから始め，「軽く吸気→息こらえ→小刻みな呼気」の一連の動作を促していく．

文　献

1) 日本摂食・嚥下リハビリテーション学会編：e ラーニング対応 第 4 分野 / 口腔ケア・間接訓練，医歯薬出版，東京，pp.68-100, 2011.
2) 西尾正輝：ディサースリア臨床標準テキスト，医歯薬出版，東京，pp.156-158, 2007.
3) Shaker R, Kern M, Bardan E, Taylor A, Stewart ET, Hoffmann RG, et al.：Augmentation of deglutitive upper esophageal sphincter opening in the elderly by exercise. Am J Physiol, 272：G1518-1522, 1997.
4) Wada S, et al.：Jaw opening exercise for insufficient opening of upper esophageal sphincter. Arch Phys Med Rehabil, 93：1995-1999, 2012.
5) 高橋仁美，宮川哲夫，塩谷隆信：動画でわかる 呼吸リハビリテーション，第 3 版，中山書店，東京，pp.150-202, 2012.

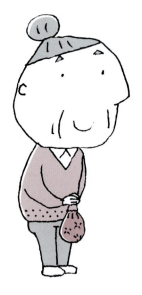

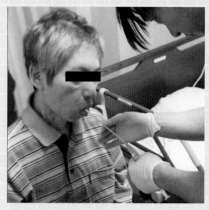

図6 バルーン拡張訓練
膨らましたバルーンカテーテルの先端を輪状咽頭筋下部で，空気を抜き，再度シリンジに空気を入れて，輪状咽頭筋部を拡張する方法（間欠的拡張法），先端を膨らましたカテーテルを嚥下と同時に引き抜く方法（嚥下同期法），嚥下を行わずに引き抜く方法（単純引き抜き法）がある．

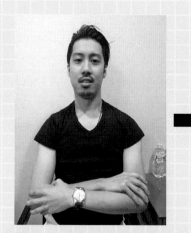 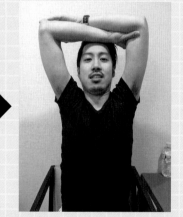

図7 シルベスター法
胸部可動域訓練の一つ．胸郭可動域訓練の目的は，胸郭の可動性，柔軟性を改善し，呼吸仕事量を改善することである．息を吸いながら腕を上げ，下ろしながら吐く．

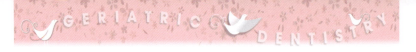

4章　摂食嚥下リハビリテーション

摂食嚥下障害の対応法

直接訓練

ポイント 安全性に配慮しながら段階的に食形態や姿勢の難易度を上げていく．

直接訓練

直接訓練は，実際の食物を用いて行うため，間接訓練と比較しリスク管理が重要であり，安全に摂取するための工夫が必要となる（図1）．

1─摂食姿勢の設定

座位の耐久性が低い，もしくは失調や麻痺により姿勢保持が困難である場合には，リクライニング車椅子の使用やベッド上で安定できる姿勢をとる．

食物の口腔から咽頭への移送が困難である場合や嚥下反射惹起遅延，嚥下後の咽頭残留が原因で誤嚥を呈する場合には，リクライニング位が有効である（図2）．

食塊を健側に誘導したい場合は，体幹側傾や側臥位を実施する．また頸部が伸展していると誤嚥しやすいので，顎を引くもしくは，タオルや枕などを用いて頸部が屈曲するように調整する（図3）．

座位がとれる場合には，適切なテーブルと椅子の高さを設定し，接地した状態で深く腰かけるようにする．

2─一口量の調整

安全に摂食できる一口量を設定する．咽頭期障害がある場合には一口量を少なくするとよい（図4a）．以前の食習慣にも左右されるため，食事中に声かけを行いながら，患者の正面または健側から食事の提供を行う（図4b）．

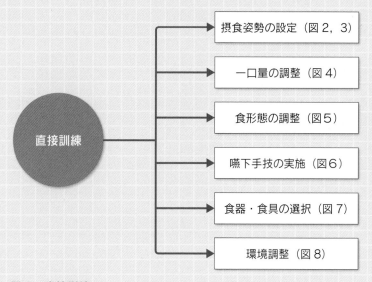

図1 直接訓練

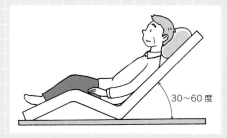

図2 リクライニング位
気管が上,食道が下となるため誤嚥防止に効果がある.

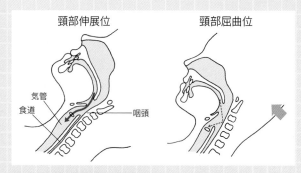

図3 頸部伸展位と屈曲位
頸部伸展位は,首が反っているため誤嚥しやすい.頸部屈曲位になるように枕やタオルを使用する.

3 ― 食形態の調整

嚥下機能に配慮して調整された食事を,嚥下調整食という(図5).現在の嚥下機能に合った食事を提供することが重要である.

咀嚼が困難である場合には,軟飯,軟菜食にする.食塊形成が不良である場合,食品にあんかけや,油分を用いてまとめるとよい.嚥下反射惹起が遅延する場合,水分にとろみを付与することで誤嚥を防止できる.

詳しくは,施設が異なっても,共通した嚥下調整食を提供するために作成された「嚥下調整食ピラミッド」[2]を参考にしてもらいたい.

4 ― 嚥下手技の実施[3]

症状に応じた嚥下手技を用いて効果的に誤嚥の予防や咽頭残留の除去に努めることが重要である.

嚥下手技には,嚥下の意識化,複数回嚥下,交互嚥下,頸部回旋(図6),メンデルソン手技,息こらえ嚥下,随意的な咳などがある.嚥下手技は,高次脳機能障害や認知面に問題がある,口頭での指示に従えない場合には用いることができない.

5 ― 食器・食具の使用

食器・食具は,日常生活動作を可能な限り自分の力で安全かつ安易に遂行できるようにするための自助具としての条件を備えているものを使用する(図7).

6 ― 環境の調整[3]

直接訓練の効果を向上させることを目的として,直接訓練の環境調整を行う(図8).直接訓練のリスク管理や,一定水準の訓練を遂行するための教育やシステムの整備や嚥下調整食提供の管理も必要となる.

7 ― 直接訓練で用いる嚥下誘発手技

食物を口に含んだまま嚥下運動が停止する場合や嚥下反射が惹起されない場合は,嚥下反射を誘発,促通する目的で,thermal tactile stimulation[4]やK-point刺激法[5],嚥下反射促通手技[3]を用いるとよい.

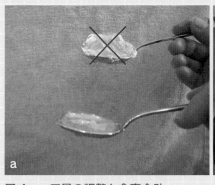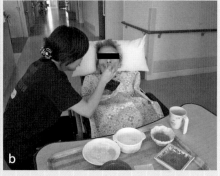

図4 一口量の調整と食事介助
a：咽頭期障害がある場合，小さいスプーンを用いて，一口量を少なくする．
b：介助者も椅子に座り，正面または健側から介助する．目線を合わせ，声かけをしながら行う．嚥下を確認し，口の中に食物がなくなってから次の一口を入れる．

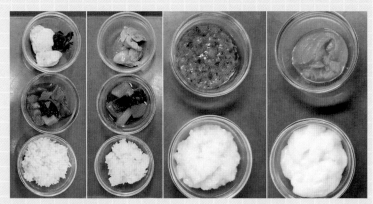

図5 食形態の調整
左から米飯・常菜，軟飯・軟菜，全粥・きざみ食，ミキサー食．嚥下機能に合った食事を提供する．

文 献

1) 戸原　玄：訪問で行う摂食・嚥下リハビリテーションのチームアプローチ，全日本出版協会，東京，pp.70-71, 2010.
2) 日本摂食・嚥下リハビリテーション学会医療検討委員会：日本摂食・嚥下リハビリテーション学会嚥下調整食分類 2013. 日摂食嚥下リハ会誌，17：255-263, 2013.
3) 日本摂食・嚥下リハビリテーション学会：eラーニング対応 第4分野／直接訓練・食事介助・外科治療，医歯薬出版，東京，pp.1–25, 2011.
4) 日本摂食・嚥下リハビリテーション学会：eラーニング対応 第4分野／口腔ケア・間接訓練，医歯薬出版，東京，pp.68–100, 2011.
5) Chieko K, Ichiro F, Ruri O, et al：Jaw opening and swallow triggering method for bilateral-brain-damaged patients：K-ponint stimulation. Dyspahgia, 17：273-277, 2002.

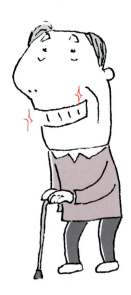

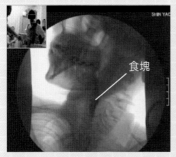

図6 体幹左側傾と頸部右回旋
体幹左側傾により食塊を左側に誘導し，頸部右回旋によって左食道入口部を食塊が通過している．

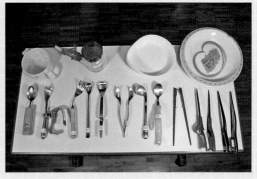

図7 食事のための補助具
先端の曲がったスプーンや長柄，柄の太いスプーンは，食物の口腔への運搬を補助する．福祉用の箸は，手指の巧緻性を補う．コップは，持ち手が工夫してあり，ストローや吸い口がついている．皿は，浅いつくりになっており，食物をすくいやすく，みえやすい．

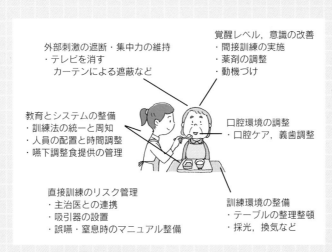

図8 直接訓練の環境調整

7—摂食嚥下障害の対応法 直接訓練

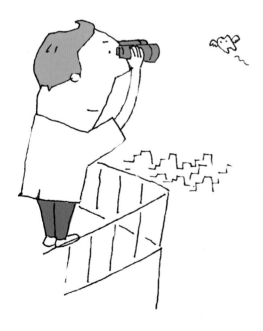

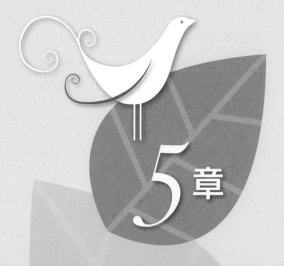

5章

訪問歯科診療の進め方,保険請求の特徴

5章　訪問歯科診療の進め方，保険請求の特徴

1 訪問歯科診療の対象者と居住空間（在宅・施設の特徴）

> **ポイント**　訪問歯科診療は半径 16 km 圏内を対象とし，居宅や施設ごとに対応する．

　訪問歯科診療は，基本的に歯科治療を必要としているにもかかわらず，疾病・傷病などのために通院による歯科治療が困難な患者が対象となる．訪問歯科診療では，歯科医院から半径 16 km 以内にある，居宅や施設（歯科がない病院も含む）への訪問が可能とされているが，保険制度上，訪問歯科診療ができない場合がある．

　（例）：デイサービス，デイケア，障害者通所施設および歯科標榜の病院（周術期口腔機能管理時には歯科標榜病院への訪問歯科診療が可能）．
　　　　：内科などの他科には通院して，歯科のみが訪問診療という場合など．

　要介護高齢者が生活している場所には，居宅と施設がある．さらに施設は，関係する法律によっていくつかに分けられる（表1．介護保険制度については p.160 参照）．

　居宅や施設などの「生活の場」における主役は，患者本人と家族である．患者・家族の生活習慣や価値観，死生観などを尊重し，歯科医療者の治療方針や保健指導の押しつけにならないように配慮する．生活に寄り添う歯科医療として，生活機能，特に「食の支援」や「誤嚥性肺炎の予防」を考慮し，そこから患者・家族との信頼関係を築くことが重要である．

表1 各施設の定義

関係法	定 義
① 介護保険法に基づく施設	厚生労働省の所管．介護保険で要介護1以上の認定を受けた人が入所できるが，法律の改正により，新規の申し込みは要介護3以上となっている． 1）介護老人福祉施設（特別養護老人ホーム）：身体上または精神上著しい障害があるために，常時の介護を必要とする高齢者（65歳以上）のための生活施設． 2）介護老人保健施設：要介護高齢者にリハビリなどを提供し，在宅復帰を目指す施設． 3）介護療養型医療施設：医療の必要な要介護高齢者の長期療養施設．現在，介護老人保健施設などへの転換が進められている．
② 老人福祉法に基づく施設	厚生労働省の所管．都道府県知事の指定を受けた施設で，入居している利用者に対して入浴・排泄・食事などの日常生活上の支援や，機能訓練などが提供される． ・特定施設入居者生活介護（介護保険）の対象となる施設． 1）有料老人ホーム：高齢者（特に規定はない）のための住居． 2）養護老人ホーム：環境的，経済的に困窮した65歳以上が対象の入所施設． 3）軽費老人ホーム（ケアハウス）：60歳以上の低所得者のための住居． ・認知症対応型共同生活介護（介護保険）の対象となる施設． 1）認知症高齢者グループホーム：認知症高齢者のための共同生活住居．少人数の家庭的な雰囲気のなかで，症状の進行を遅らせて，できる限り自立した生活が送れるようになることを目指す．
③ 高齢者住まい法に基づく施設	厚生労働省・国土交通省共管の制度．安否確認と生活相談サービスが必須であるが，そのほかは任意．介護保険サービスは外部のものを活用する． 1）サービス付き高齢者向け住宅：60歳以上の者，または要介護や要支援の認定を受けている60歳未満の者が単身または夫婦世帯で入居する．

＊要介護高齢者が生活する場によって，医療保険と介護保険の適用が異なる．詳しくはp.160を参照．

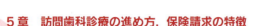

5章 訪問歯科診療の進め方，保険請求の特徴

2 診療の進め方と使用する器材

 訪問歯科診療は依頼時・初回時に患者の状況を確認し，計画的に進める．器材も必要なものを揃えておく．

1. 診療の進め方

1─依頼時に確認すること（一度に確認できない場合は，初回訪問時でも可）

依頼時に確認すべき内容を，**表1**にまとめた．

2─初回訪問時に確認・説明すること

初回訪問時に確認・説明することを，**表2**にまとめた．

3─治療，および治療内容の説明・報告

A）初回の治療

　術者の技量や患者の全身状態などにより，治療上の困難が予想される場合は，あらかじめ高次医療機関の受診可能性を説明しておく．そのうえで比較的侵襲の少ない簡単な治療から開始すると，患者・家族との信頼関係を損わない．

- 治療内容の説明と次回診療の予約：治療が終了したら，内容を本人と家族に説明する．次回の訪問時までに起こりうる問題点と，その場合の対処法についても説明しておく．
- 施設スタッフまたはケアマネジャーへの報告：施設の場合は，スタッフにも治療内容を説明しておくと信頼関係が構築できる．口頭で説明してもよいが，ノートなどを利用すると確実．また，居宅療養管理指導を行った場合は，ケアマネジャーへの情報提供が必要である．提供方法は，サービス担当者会議への参加，または文書での提供となっている．
- 2回目以降の治療：前回の治療後からの様子について確認し，適切な対応をとる．治療が終わったら，再び説明と報告を行う．

表1 依頼時に確認する事項

①	依頼者は誰か（本人，家族，ケアマネジャーなど）	本人以外からの依頼が多いが，訪問時に診察拒否を受ける場合があるため，初回訪問時に丁寧な説明を行い同意を得る．
②	主訴（歯が痛い，入れ歯が合わない，食事中にむせがあるなど）	治療内容によって準備する治療器機が異なる．ただし，主訴と実際に対応すべき点が異なる場合がある．
③	患者の基本情報	家族や担当のケアマネジャーなどから，既往歴や要介護度，おもな介護者と連絡先，その他を可能な範囲で得ておく．
④	訪問日時の決定	患者のもとに訪問するので，当日に変更があれば必ず連絡する．

表2 初回訪問時に確認・説明する事項

確認・説明事項	内容
① 問 診	主訴の再確認，既往歴，現病歴，および平時の体温・血圧・心拍数／脈拍数・経皮的動脈血酸素飽和度（SpO_2）などを確認．さらに，ふだんの食事の様子や口腔清掃の状況，および栄養状態（体重の推移）も確認する．また，お薬手帳の内容も確認しておく．
② 他の医療サービスや介護サービスの利用状況	他のサービスと日時が重ならないように，診療日時の調整が必要．家族や介護者のスケジュールも確認する．
③ 口腔内の診査	開口量が少なかったり，開口保持が困難な場合は2人で行うとよい．認知症で開口拒否が強い場合は，複数回に分けて診査する場合もある．歯科受診開始後に，歯の脱落，口腔内からの出血，腫瘍などが見つかって問題になることがあるため，初診時に本人と家族に口腔内の状態を説明しておく．
④ 治療方針の説明と同意	治療内容だけでなく，およその診療回数や費用も説明しておく．動揺歯などがある場合，次の訪問時に脱落しているといったトラブルが生じうるので，問題点をカルテに記載し，本人と家族（または介護者）に説明しておく．
⑤ 介護保険の同意書と会計事務の説明	介護保険施設以外においては，歯科医師および歯科衛生士による指導は介護保険給付（居宅療養管理指導）の対象となるため，同意書へのサインをもらう必要がある．また，医療保険と介護保険の両方を扱うため，会計についても説明しておいたほうがよい．

2. 使用する器材

　ベッドサイドで治療ができるように，小型化・改良された器材が開発されている．しかし，歯科用の器材は種類が多いため，義歯の調整やう蝕処置など，診療内容によっていくつかのセットを準備しておくと便利である．制約があるなかで，効率よく安全に診療できるように準備する．また，生活空間のなかで歯科治療を行うため，環境への配慮も必要である．

- 切削器具（図1，2）：診療室と同じ器具が使用できるように，携行可能な器機が開発されている．エアタービン用の器機は比較的高価で重い．トルクが弱い商品もあるため，5倍速のコントラアングルハンドピースもよく使用される．ただし，開口量が少ない患者にはヘッドの小さいエアタービンが有利なこともあるので，症例によって使い分ける．マイクロモーター（エンジン）のものは，比較的安価で軽く携行しやすいので，汎用性が高い．
- 基本セット：デンタルミラー，ピンセット，探針，エキスカベーター，スケーラー，プローブなどを滅菌しておく．治療内容に応じたセットを用意する．
- 照明：LEDライトは明るく電池が長持ちするので便利．ペンライト（図3）が使いやすいが，一人で治療するときにはヘッドライトがあると便利．
- 歯科用吸引器（図4）：歯を切削するときに多量の注水を行う場合は，吸引器を使用する．携行可能な歯科用のものが開発されているが，患者が使用している介護用のものを利用することもある．この場合はサクションチューブの接合部が合わないことがあるので，コネクターを使用する．少量の注水で十分な場合は，ガーゼやタオルに水を染み込ませて回収することもある．
- エア：吸引器とエアが一体となった器機は比較的高価で重い．エアダスターを利用する方法もあるが，人体への適用について議論がある．ほどほどの乾燥でよければ，脱脂綿で水分を取る．
- 衛生管理と薬品管理の徹底：生活空間のなかで診療するため，歯科診療室以上に配慮が必要．衛生管理ではグローブ，マスク，義歯切削片や医療廃棄物を回収するための袋などを用意する．薬品管理では，特に薬品の置き忘れがないように注意する．
- 火気への注意：室内には燃えやすい物が多い．また，在宅酸素療法の患者では火気を近づけないように注意する．

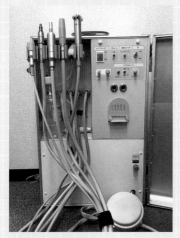

図1　エアタービン
エアタービンはコンプレッサーが必要なため大型となり，持ち運びにやや不便である．写真はエアタービン，エンジン，スリーウェイシリンジ，吸引器，排唾管がセットになっている．

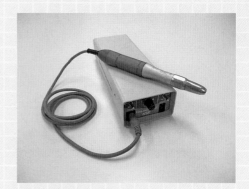

図2　電気エンジン
電気エンジンは小型で持ち運びしやすく，使用頻度が高い．写真はストレートハンドピースを装着しており，義歯調整などに使用する．5倍速コントラを使用すれば，簡単なう蝕処置も可能．

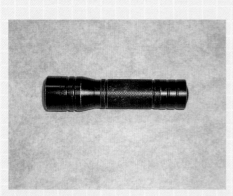

図3　ペンライト
LEDライトは明るく，電池が長持ちするので便利．一人で口腔内処置を行う場合には，ヘッドライトやミラーにライトがついたものなどがある．

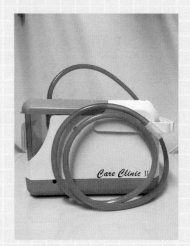

図4　吸引器
価格や持ち運びのしやすさ，吸引力などで選ぶとよい．医療・介護用の吸引器は，サクションチューブの接合部が歯科器材と合わない場合があるので注意．この場合はコネクターが必要．

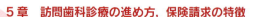

5章 訪問歯科診療の進め方，保険請求の特徴

安全管理

 治療計画は患者の状態を考慮して立案する．
治療中の安全対策も怠らない．

1. 診療計画

　診療内容を決定するにあたっては，患者の身体機能や認知機能を考慮して，安全面への配慮を十分に行う．具体的には座位がとれるか，座位が難しい場合はリクライニング位でどの程度上体を起こせるか，開口保持が可能な時間はどうか，さらに歯科治療上必要な指示に従えるか，などによって判断する．条件が整えば，長時間の治療や，ある程度複雑な観血処置も可能ではあるが，余裕をもった診療計画を立てる．

　治療中に全身状態が不安定となった場合は，早めに治療を中断する決断も必要である．急変時に後方支援してくれる医療機関と連携しておくことは必須である．また，医科と同じように，高次医療機関（医科・歯科限らず）と連携した治療体制を整えておくことも，重要である（図1）．

2. 治療中の事故防止

　健常者に比べて，治療中に全身状態が急変したり，誤飲（誤嚥）したりするリスクが高いので，十分に注意する．事故が起きないように対応することが基本であるが，事故が起きた場合の対応も必要である．

A）呼吸への配慮

　治療前に鼻呼吸が可能かどうかを確認し，口腔内の処置中も呼吸状態（息こらえ，誤嚥・窒息）に十分注意を払う．処置中に息こらえをしている場合は，頻回に休憩を入れてストレス軽減に努める．パルスオキシメーター（p.70参照）を使用するのもよい．

B）生体モニター（p.4参照）

　血圧・心拍数/脈拍数・経皮的動脈血酸素飽和度（SpO_2）および心電図（3点

在宅歯科医療連携室整備事業イメージ

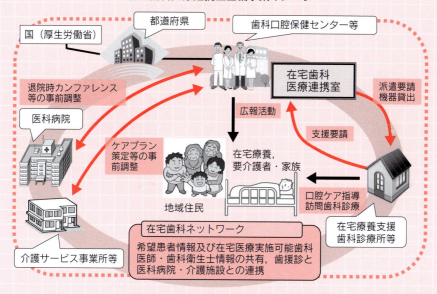

（厚生労働省）

在宅歯科医療連携室等の患者紹介イメージ

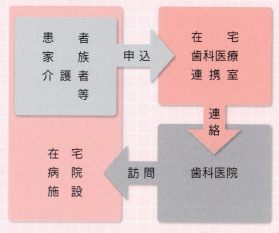

（茨城県歯科医師会資料より作成）

図1
連携先を確保するには，都道府県歯科医師会が設置している在宅歯科医療連携室などを通して連携体制を整えたり患者を紹介してもらうことも可能．

誘導）がモニターできる装置が理想的である．最低限，血圧計とパルスオキシメーターは準備しておきたい．患者の全身状態や治療内容によってモニタリングの必要性を検討するが，初診時は全員に血圧・脈拍とSpO_2をモニタリングすることが望ましい．

C）誤飲の防止

切削時の注水，調整中のインレーやクラウン，あるいは印象材などの誤飲に注意する．対応として，治療中は水平位を避け，可能な範囲で上体を起こして顎を軽く引いた姿勢とする．上体を起こせない場合は，半側臥位とする．頭部の安定は重要なので，枕やクッションを利用する．口腔内がよく観察できるように照明を確保し，吸引の準備もしておく．

注水は必要最小限として，呼吸を整えるためにこまめに休憩を挟む．インレーやクラウンの調整時は，誤飲防止目的で口腔内にガーゼなどを置く方法があるが，開口保持が難しい者や理解力が低下している者に対しては避けたほうがよい．印象材はトレーに必要な量を盛り，硬化を待つ間は可能なら座位として，顎を強めに引く．

D）誤飲・誤嚥したら

窒息した場合は救急車を呼び，腹部もしくは胸部を圧迫して異物を取り出すことを試みる（図2）．ここでは窒息するには至らない，インレーやクラウンなどの異物を誤飲・誤嚥した場合の対応を解説する．

まず，ただちに治療を中止して，顔を横に向けさせる．急に患者の上体を起こさないように注意する．その後，口腔内を観察し，異物があれば注意深く取り出す．異物がみつからない場合は，高次医療機関で胸部・腹部のX線を撮影してもらい，異物の位置を確認する．高齢者では誤嚥をしても「むせ」が認められないことがあるので，その日のうちに確認したほうがよい．気管内に異物があれば，ただちに気管支鏡下で摘出する．胃に異物があるならば便とともに排泄されることを待つ場合もあるが，インレーなど形が複雑なものは腸管内に滞る場合もあるため，内視鏡下で摘出することが多い．すでに小腸に達している場合は排泄されることを待つが，排泄されない場合は開腹手術に至るケースもある．

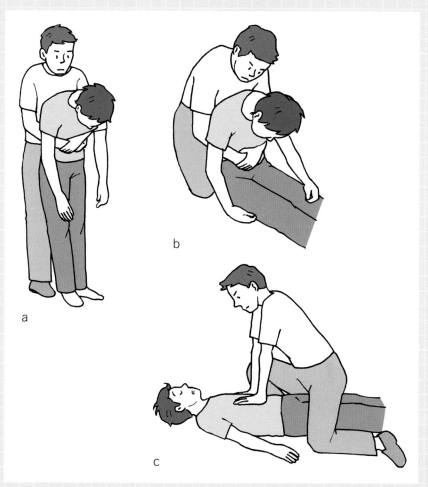

図2 ハイムリック法
要介護高齢者の場合，aのように立った状態で行うことは難しい．治療中の姿勢により，bまたはcのように行う．横隔膜を強く押し上げて，胸腔内圧を高くすることが重要．

3. 感染防止

　訪問歯科診療においても，感染症対策に留意する．生活空間での対応には限界もあるが，可能な限りの標準予防策を行うとともに，適切な医療廃棄物処理を行う．

　義歯治療では切削片が飛び散って環境が汚染されやすいため，シートを敷いたり，大きめのビニール袋のなかで作業を行ったりすることで，その回収に努める（図3）．

4. 治療後のトラブル

1─術後の出血

　要介護高齢者で，抗凝固薬のワルファリンや抗血小板薬のアスピリンといった抗血栓薬を服用している者は多い．訪問歯科診療においても，原則的に同薬剤の投与は中断せずに治療を行う．したがって，抜歯などの観血的処置を行うにあたっては，まずかかりつけ医にコントロールの状況を確認する．コントロールが不良または不明なときは，コントロールが良好となるまで待機するか，高次医療機関に処置を依頼する．抜歯する場合は，止血薬の挿入，縫合，シーネの製作など十分な準備をしておく．

　認知症などで理解力の低下がある場合，抜歯に対する協力が得られにくい，術後に創部に触って安静が得られない（再出血のリスクが高い）などの問題が考えられる．この場合は，病院歯科における短期入院での治療も検討する．

2─ビスフォスフォネート（BP）製剤

　p.28 参照．

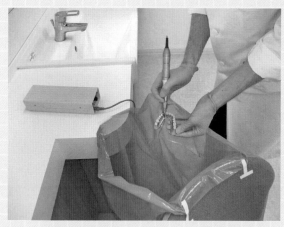

図3 切削片を飛び散らかさないための工夫
大型のゴミ袋を椅子やテーブルに貼って，その中で義歯を削合する．写真よりも袋の奥のほうで作業すると，より飛散を防ぐことができる．足下を汚したくない場合は新聞紙などを敷くとよい．また，施設で複数人を診療する場合は，水道が確保できると治療しやすい．

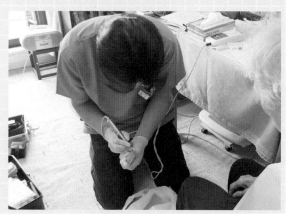

図4 訪問歯科診療の様子（医療法人社団相明会提供）
生活の場における診療となるため，器材を設置する場所や治療姿勢に制約を受ける．机の上に最小限の器材を置き，床にはゴミ袋を置いて義歯の切削片を回収している．写真左には，診療器材を収納した工具箱が写っている．

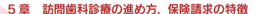

5章 訪問歯科診療の進め方，保険請求の特徴

4 診療報酬算定の特徴

ポイント 訪問歯科診療における診療報酬は，医療保険と介護保険より支払われるが，さまざまな条件によって算定方法が異なる．

1. 医療保険制度の特徴

　訪問診療は，①医療者が患者のもとを訪問する，②訪問診療用の機材が必要，③多職種連携（地域包括ケアシステム：p.166以降を参照）の推進，などの特徴があって，これらに対する診療報酬上の評価がなされている．一方で，④社会保障費の抑制や，⑤営利的な訪問診療の防止，などのために診療報酬の適正化も行われている．この結果，訪問診療を行った際の諸条件によって診療報酬は異なり，その算定方法は複雑となっている．表1におもな条件を掲げた．

2. 介護保険による算定

　介護保険で賄われるのは，歯科医師による居宅療養管理指導費および歯科衛生士等居宅療養管理指導費である（詳細はp.164参照）．医療保険と介護保険で同様の内容がある場合は介護保険が優先され，以下の医療保険は算定できない．

・歯科疾患管理料，歯科疾患在宅療養管理料，在宅患者訪問口腔リハビリテーション指導管理料，歯科特定疾患療養管理料，市区町村または指定居宅介護支援事業者等に対する診療情報提供料（Ⅰ）および障害者歯科医療連携加算，訪問歯科衛生指導料，在宅患者連携指導料（以上，2016年6月時点）．

3. 医療保険と介護保険の給付調整

　患者が要介護（要支援）認定を受けている場合は，介護保険が優先する．しかし，①患者が要介護認定を受けていない場合，および②介護保険施設（介護老人福祉施設，介護老人保健施設，介護療養型医療施設）や病院に訪問した場合は，すべて医療保険での算定となるため，介護保険は算定できない．

表1 「歯科訪問診療料」(2020年4月現在)

1日につき（当日）	1人の患者を診療	2人以上9人以下の患者を診療	10人以上
20分以上 （患者の状態により20分以上の診療が困難なケースでも算定可）	歯科訪問診療1 （1,100点）	・歯科訪問診療2 　（361点） ・同一世帯2人等の診療ならば， 　1人：訪問診療1 　2人：訪問診療2	歯科訪問診療3 （185点）
20分未満	770点	253点	130点
歯援診以外の在宅専門の医療機関	初診料（261点）・再診料（53点）に相当する点数		

※本表内の表記は「訪問歯科診療」ではなく，保険上の「歯科訪問診療」という呼称を用いた．

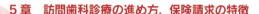

5章 訪問歯科診療の進め方，保険請求の特徴

要介護認定と居宅療養管理指導，介護保険のみなし指定

歯科医院は介護事業者として指定を受けているものとみなされ（みなし指定），届出をしなくても介護保険請求ができる．

1. 介護保険制度について（要介護認定）

介護保険を利用できるのは，
① 40歳以上の者で，国が定める「特定疾病」によって介護が必要になった場合
② 65歳以上の者は，病気の原因を問わず介護が必要になった場合
であり，病気の治療に適用されるものではなく，病気によって必要になった介護費用をサポートする保険制度である．

よって，保障を受けるためには要介護認定を受ける必要がある．介護保険を利用した際の負担額は原則1割で，要介護状態区分など（要介護度）によって利用限度額が決まっている．

介護保険の保険者は原則として市町村および特別区であるが，現在では広域化が進んでいる．

財源は公費が50％，介護保険料が50％である．このうち介護保険料を納めるのは40歳以上の者で，その額は市町村ごとに決められた標準額をもとに，本人の所得や世帯の所得によって決まっている．

※要介護認定について（図1）

上述したように，要介護認定は介護サービスの給付額に結びつくことから，その基準については全国一律に客観的に定めることとなっている．

介護認定審査会における主治医意見書（図1参照）の役割は大きく，このなかに口腔に関する項目が入るように，地域と歯科医師会が連携を進めていくことが重要である．

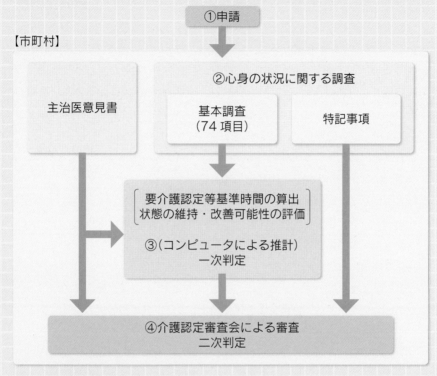

図1 要介護認定の流れ (厚生労働省)
①介護を必要とする者は,市町村の窓口に要介護認定の申請を行う.
②申請がなされると,調査員が家庭などを訪問し,心身の状況に関する調査(74項目の基本調査と特記事項)を行う.
③基本調査をもとにコンピュータで要介護認定等基準時間の判定を行う(一次判定).
④さらに介護認定審査会において,一次判定の結果と主治医意見書などに基づいて要介護度が審査判定される(二次判定).

2. 介護支援専門員(ケアマネジャー)の役割

　介護支援専門員(以下,ケアマネジャー)とは,要介護高齢者などの利用者に対して,保健・医療・福祉サービスが総合的,効率的に提供されるための計画を作成する専門職である.利用者が自立した尊厳のある生活が送れるように,専門的立場から介護サービスや情報を紹介し,利用者の相談にのることが役割である.

　ケアマネジャーの業務は,
①在宅介護にかかわる相談に対応する
②要介護認定申請の受付・申請書の提出を行う
③居宅介護サービス計画(ケアプラン)を作成する
④ケアプランに基づき,各介護サービス事業者との連絡調整を行う
⑤サービス担当者会議でサービス内容を検討する
⑥福祉用具の貸与手続き
⑦入院患者が在宅へ退院する際に,病院と地域職種との連携を調整する
⑧居宅支援サービスに係る費用計算や請求などを要介護者の代わりに行う
など多岐にわたる.

　ケアマネジャーは居宅介護支援事業所に所属しており,利用者との契約によって仕事をしている.このため,利用者と各サービス事業者の調整役としての"中立性"が求められている.

　また,利用者や家族の秘密を守る義務が法律でも規定されており,違反すると罰せられる.利用者の利益になる情報の場合であっても,事前に必ず利用者や家族に了解を得ることになっている.したがって,歯科治療にあたって必要な情報であっても,すぐに情報提供が得られるとは限らないため,早めに対応することを心がける.

3. 歯科と介護保険(介護保険のみなし指定・居宅療養管理指導)

1 ─ 医療系サービス事業者のみなし指定

　介護保険制度において居宅介護支援事業などを行おうとする事業所は,事業所の所在地の都道府県に介護事業者指定申請を行い,指定介護事業者として許可を

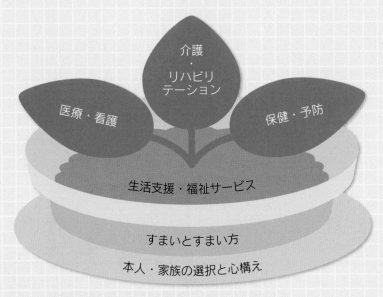

図2 介護保険制度と医療の関係を理解するために
(平成25年3月 地域包括ケア研究会「地域包括ケアシステムの構築における今後の検討のための論点」より)

地域包括ケアシステム (p.171参照) の概念図を示す．地域包括ケアシステムでは，住まい・医療・介護・予防・生活支援の五つで構成され，これらの要素が互いに連携しながら有機的な関係を担う．

「住まい」において「生活支援・福祉サービス」があることが基本であり，そのうえに専門職による「医療・看護」「介護・リハビリテーション」「保健・予防」が効果的な役割を果たすと考えられている．高齢者の増加により，リハビリテーションと予防はますます重要性を増すので，歯科もそのような視点での活動が必要である．

受ける必要がある．

　ただし，保険医療機関は，介護保険法第71条「みなし指定」により，医療系サービスの事業者として指定されたものとみなされるため，サービス提供を開始するにあたって届出は必要ない．

　歯科でみなし指定となるサービスを提供して介護報酬を請求する場合，保険医療機関コード（7桁）の前に「133」を付し，歯科医院から国保連合会へ直接請求する．

2 ─ 居宅療養管理指導（および介護予防居宅療養管理指導）

　医療系サービス事業者が行える介護保険サービスは，居宅療養管理指導である．これは，病院・診療所・薬局の医師などが，通院困難な要介護者などの自宅を訪問して療養上の管理および指導を行うものである．サービス内容に応じて，医師，歯科医師，薬剤師，管理栄養士，歯科衛生士，および看護職員（保健師，看護師，准看護師）が担当する．

　居宅療養管理指導は，医師または歯科医師の判断に基づいて行われる．したがって，他の介護保険サービスとは異なり，ケアマネジャーが作成する居宅サービス計画での位置づけ（支給限度額管理）の対象とはならない．つまり，患者（利用者）は要介護度によって月に利用できるサービスの限度額が決められているが，居宅療養管理指導はそれらとは別に利用できるものである．

　居宅療養管理指導を実施するにあたっての注意点は，以下のとおりである．

　①サービス開始にあたっては，利用者へ「重要事項説明書」に基づいた説明を行い，同意の署名をもらう．

　②サービスを実施したあとは，ケアマネジャーへの情報提供が必要．情報提供方法はサービス担当者会議への参加が基本とされているが，文書など（メール，FAX可）による提供でもよい．

表1 居宅療養管理指導 (2020年4月現在)

歯科医師の場合：居宅療養管理指導費（月2回を限度）
単一建物で1人に対して行う場合：509単位/回
単一建物で2〜9人に対して行う場合：485単位/回
単一建物で10人以上：444単位/回
居宅を訪問して行う計画的かつ継続的な歯科医学的管理に基づき，利用者もしくはその家族などに対して，療養上必要な指導および助言などを行う．
歯科衛生士の場合：歯科衛生士等居宅療養管理指導費（月4回を限度）
単一建物で1人に対して行う場合：356単位/回
単一建物で2〜9人に対して行う場合：324単位/回
単一建物居住者10人以上：296単位/回
訪問診療を行った歯科医師の指示に基づき，歯科衛生士が当該利用者の居宅を訪問し，口腔内の清掃・有床義歯の清掃に係る実地指導を行った場合に算定できる．

※介護予防居宅療養管理指導費，歯科衛生士等介護予防居宅療養管理指導費も上記内容となる．

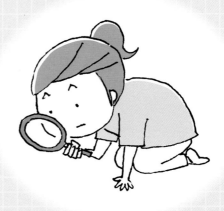

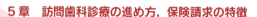

5章 訪問歯科診療の進め方，保険請求の特徴

地域包括ケアシステムと歯科

2025（平成37）年を目途に地域包括ケアシステムの構築が進められており，歯科としてこのシステムの環のなかで役割を担うことが大切になっていく．

1. 在宅療養支援歯科診療所・かかりつけ歯科医機能強化型歯科診療所

　在宅療養支援歯科診療所は，「後期高齢者の在宅又は社会福祉施設等における療養を歯科医療面から支援する歯科診療所」と位置づけられており，いくつかの施設基準を満たした歯科医院からの届出により認められる．

　国は2025年を目途に，地域包括ケアシステム（p.171を参照）の構築を進めている．在宅療養支援歯科診療所の施設基準は，このことを踏まえたものと考えられ，①後期高齢者の特徴を理解し，専門性の高い訪問歯科医療を提供できる体制づくり，②地域における他の医療機関やサービス事業者などとの連携推進，が重視されている．特に②について，個人の開業医が多い歯科では，他職種・多職種との連携が苦手といわれているが，今後はこうした苦手意識を変えていく必要がある．

　また，近年は歯科衛生士の採用が難しくなっているといわれているが，在宅療養支援歯科診療所においては歯科衛生士の配置が施設基準となっている．これは，訪問の現場において歯科衛生士が重要な役割を担っている，またはそうなることを期待されているためと考えられる．実際に，訪問歯科診療では口腔のケアに対する需要が高く，専門性の高いケアが行える歯科衛生士が求められている．また，歯科衛生士は，訪問看護師やケアマネジャーなどと現場で情報交換を行うことが多い．**表1**の施設基準（5）の連携・情報提供の体制は今後重要性を増すと考えられるが，歯科衛生士が訪問診療窓口担当者となることも検討したい．

　2016年4月の診療報酬改定では，地域包括ケアシステムにおける完結型医療を推進していくため，「かかりつけ歯科医機能強化型歯科診療所」が新設された．当該保険医療機関の歯科医師が行う，う蝕または歯周病の重症化予防に係る

表1　在宅療養支援歯科診療所の施設基準 (厚生労働省通知より作成) (2016年6月現在)

(1) 過去1年間に歯科訪問診療料を算定している実績があること.

(2) 高齢者の心身の特性，口腔機能の管理，緊急時対応等に係る適切な研修を修了した常勤の歯科医師が1名以上配置されていること.

(3) 歯科衛生士が配置されていること.

(4) 当該診療所において，迅速に歯科訪問診療が可能な保険医をあらかじめ指定するとともに，当該担当医名，当該担当医の連絡先電話番号，診療可能日，緊急時の注意事項等について，事前に患者又は家族に対して説明の上，文書により提供していること.

(5) 当該地域において，在宅医療を担う保険医療機関と連携を図り，必要に応じて，情報提供できる体制を確保していること.

(6) 当該地域において，他の保健医療サービス及び福祉サービスの連携調整を担当する者と連携していること.

(7) 歯科訪問診療に係る後方支援の機能を有する別の保険医療機関との連携体制が確保されていること.

※歯科訪問診療を行った患者の割合が9割5分以上の診療所では，追加基準あり.

表2　かかりつけ歯科医機能強化型歯科診療所の施設基準 (厚生労働省告示より作成) (2016年6月現在)

(1) 保険医療機関である歯科診療所であること.

(2) 歯科医師が複数名配置されていること，または歯科医師および歯科衛生士がそれぞれ1名以上配置されていること.

(3) 歯科訪問診療料，歯科疾患管理料，歯周病安定期治療およびクラウン・ブリッジ維持管理料を算定していること.

(4) 歯科外来診療における医療安全対策に係る研修，高齢者の口腔機能管理に係る研修を受けた常勤の歯科医師が1名以上配置されていること.

(5) 緊急時の対応を行うにつき必要な体制が整備されていること.

(6) 当該地域において，在宅医療を担う保険医，介護・福祉関係者との連携体制が整備されていること.

(7) 医療安全対策につき十分な体制が整備されていること.

管理，摂食機能障害および歯科疾患に対する包括的で継続的な管理を評価するものである．かかりつけ歯科医機能強化型歯科診療所では，

①エナメル質初期う蝕管理加算（歯科疾患管理料の加算）
②歯周病安定期治療（Ⅱ）（2016年3月までの歯周病安定期治療を（Ⅰ）として，新たに2016年4月に創設）
③在宅患者訪問口腔リハビリテーション指導管理料の加算

が算定できる（2016年6月現在）．

そのほかに2016年度の改定では，以下のような見直しも行われている．

1) これまで認められていなかった在宅歯科医療を専門とする歯科診療所が認められた．
2) 歯科の標榜がない病院に入院中または介護保険施設に入所中の患者に対して，外部の歯科医師が栄養サポートチームなどに加わり，訪問歯科診療で口腔機能評価に基づく管理を行った場合に，栄養サポートチーム連携加算が算定されることとなった．
3) 歯科の標榜がある病院であっても，外部の歯科医師が当該病院の歯科医師との連携のもとに訪問して周術期口腔機能管理を行う場合は歯科訪問診療料および特掲診療料を算定することが可能となった．

2. 医師・看護師・薬剤師・管理栄養士による在宅療養支援

在宅療養支援にはさまざまな職種が関わるが，居宅療養管理指導（および介護予防居宅療養管理指導）を行う職種には，歯科医師と歯科衛生士のほかに，医師，看護師（保健師，看護師，准看護師），薬剤師，管理栄養士がある．ここでは，これらの職種による在宅療養支援の概略を解説する．

1─医師：診療所・在宅療養支援診療所と在宅療養支援病院

訪問診療は地域の診療所が担うが，なかでも在宅療養支援診療所は，在宅医療における中心的な役割を担うものとされる．特徴は，患家に対する24時間管理の窓口として担当の保険医または看護職員が指定されており，必要に応じて他の医療機関や訪問看護ステーションなどと連携して24時間往診および訪問看護を提供できる体制を構築していることである．なお，2010年度の診療報酬改定で，200床未満の病院にもこの制度が広げられ，在宅療養支援病院が認められるこ

とになった．病院・診療所は，居宅療養管理指導を行う介護保険の指定事業所として，みなし指定を受ける．2016年度の診療報酬改定では，歯科と同じく在宅医療専門の診療所が認められた．

2 ― 看護師：病院・診療所と訪問看護ステーション

訪問看護には，病院・診療所からのものと，訪問看護ステーション（常勤の管理者が保健師または看護師）からのものがある．いずれも，医師の指示（訪問看護指示書）に基づき，在宅の療養者に対して看護サービスを提供する．その内容は多岐にわたり，利用者の状態観察，診療の補助（胃瘻の管理，褥瘡処置，痰の吸引など），機能訓練（歩行訓練や嚥下訓練など），衛生面のケア（清拭や排泄などの援助など），栄養面の管理（食事介助やアドバイス），家族への支援などがある．

病院・診療所とは異なり，訪問看護ステーションは介護保険指定居宅サービス事業者の指定が必要である．ただし，看護師が居宅療養管理指導を行うには，主治医の意見書にチェックがあれば，医師の指示を必要としない．

訪問看護の業務は幅広く，利用者の健康状態および介護の状態に詳しいので，歯科が訪問診療を行うにあたって必要な情報を得ることができる．これは施設などにおける看護師においても同様であるので，こまめに患者情報を得ておくとよい．また，業務が幅広いということは，逆に個別の専門的なケアに割ける時間が少ないということでもある．口腔のケア，摂食嚥下，栄養については歯科が専門性をもってかかわる姿勢を示すことで，よい連携につながる．

3 ― 薬剤師：病院・診療所と保険調剤薬局

薬剤師は，医師または歯科医師の指示を受けて居宅（2016年度より特別養護老人ホームも追加）を訪問する．医療機関，および在宅患者訪問薬剤管理指導を行う旨を地方厚生局長等に届け出た保険薬局が「在宅患者訪問薬剤管理指導料（医療保険）」もしくは「居宅療養管理指導費（介護保険）」を算定できる．両者の違いは，対象者が介護保険の認定を受けているかどうかの違いであり，指導の内容は基本的に同じである．なお，調剤薬局は居宅療養管理指導を行う介護保険の指定事業所として，みなし指定を受ける．

調剤薬局が介護保険による訪問を実施する場合，原則訪問前に「薬学的管理指

導計画書」を作成して居宅を訪問する．指導の内容は，薬歴管理，服薬指導，薬剤服用状況，薬剤保管状況の確認などである．利用者・家族などへ指導内容を文書等で交付するよう努め，関係職種（歯科を含む）への必要な報告および情報提供を行うこととなっている．歯科医師が保険薬局の薬剤師に指示を出した場合は，必ず歯科に文書で情報提供が行われる．

なお，管理指導をおもに担当する「在宅基幹薬局」と，在宅基幹薬局を支援する「サポート薬局」が連携している場合がある．基本的には在宅基幹薬局が医師または歯科医師の指示を受けて業務を行っているが，実際に指導を行っている薬局がサポート薬局である場合，どちらを歯科との窓口とするか，事前に相談して決めておいたほうがよい．

4 ― 管理栄養士：病院・診療所または指定居宅療養管理指導事業所

管理栄養士は，計画的な医学的管理を行う医師の指示により居宅を訪問し，栄養管理に関する情報提供・指導・助言を行う．医療保険（訪問栄養食事指導）と介護保険（居宅療養管理指導）の違いは，対象者が介護保険の認定を受けているかどうかの違いであり，指導の内容は基本的に同じである．

管理栄養士は，栄養アセスメントを踏まえて医師，歯科医師，看護師，薬剤師その他の職種の者と共同して，摂食嚥下機能および食形態にも配慮した栄養ケア計画を作成することとなっている．現在，訪問による栄養管理を行っている管理栄養士は少ないが，今後，歯科から積極的に連携するべき職種と考えられる．

3. 介護予防と歯科

高齢者では，加齢による心身の機能の低下に加えて，さまざまな疾患や廃用，低栄養などにより要介護状態となりやすい．そこで，2006年4月に介護保険制度が見直され，介護予防事業がスタートした．介護予防は，高齢者が要支援・要介護状態となることを予防するだけではなく，要支援・要介護状態の軽減もしくは悪化の防止をも目的としている．口腔・運動・栄養の複合サービスが進められていたが，現在，地域支援事業における総合事業として，市町村・地域包括支援センターが主体となるよう移行が進められている．新事業に口腔機能の維持向上が採用されるように地域歯科医師会から行政へのはたらきかけが必要である．

4. 地域包括ケアシステム

　厚生労働省によって，2025年を目途に地域包括ケアシステムの構築が推進されている．地域包括ケアシステムは，高齢者が重度な要介護状態となっても，住み慣れた地域で自分らしい暮らしを人生の最期まで続けることができるよう，住まい・医療・介護・予防・生活支援が一体的に提供されるシステムであり，高齢者の尊厳の保持と自立生活の支援を目的としている．

1─地域包括ケアシステムは市町村を中心に

　日本の社会全体では今後，75歳以上の高齢者人口の増加が予想されているが，この現象は全国一律ではない．すでに高齢化が進んでいる町村部では，75歳以上人口の増加は緩やかだが，人口が減少する．一方で，大都市部では人口は横ばいだが，75歳以上人口が急増する．このように地域の違いが大きくなってくると，全国一律のサービスでは十分な対応ができない．したがって，地域包括ケアシステムは，保険者である市町村や都道府県が地域の自主性や主体性に基づき，地域の特性に応じて作り上げていくことが必要とされている．市町村では，3年ごとの介護保険事業計画の策定・実施を行い，地域の自主性や主体性に基づき，地域の特性に応じた地域包括ケアシステムを構築していくこととなっている．

2─地域包括支援センターについて

　地域包括支援センターは，地域包括ケア実現に向けた中核的な機関として市町村（一部は外部の法人）が設置している．厚生労働省の資料では，2012年4月末現在，ブランチ（支所）を含めて全国に7,000か所以上あって，地域の高齢者の総合相談，権利擁護（虐待防止）や地域の支援体制づくり，介護予防の必要な援助などを行っている．センターには，保健師・主任ケアマネジャー・社会福祉士などが置かれ，専門性を生かして相互連携しながら業務にあたっている．

3─地域ケア会議について

　地域ケア会議は，地域包括支援センターなどが主催し，高齢者個人に対する支援の充実と，それを支える社会基盤の整備とを同時に進めるために厚生労働省が推進している．

具体的には，
①個人：医療・介護などの多職種が協働して高齢者の個別課題の解決を図る．
②日常生活圏：個別ケースの課題分析などを積み重ねることにより，地域に共通した課題を明確化する．その成果は，個別のケースにフィードバックされるとともに，市町村・地域レベルでの検討の対象となる．
③市町村・地域全体：地域課題の解決に必要な資源開発や，地域関係者の連携を強化する．最終的には，介護保険事業計画への反映など，政策形成につなげることまでを目的としている．この地域ケア会議には，歯科もかかわることが想定されている．個別のケースあるいは日常生活圏のレベルでは，歯科医師個人に意見を求められることが考えられる．

4 ― 生活支援サービスの充実と高齢者の社会参加

今後，認知症高齢者や単身高齢世帯などの増加に伴い，医療や介護サービス以外にも，在宅生活を継続するための日常的な生活支援（配食・見守りなど）を必要とする者の増加が見込まれている．これを若年者だけで支援することは難しいため，元気な高齢者が生活支援の担い手として活躍するなど，高齢者が社会的役割をもつことで，生きがいや介護予防にもつなげる取り組みが重要と考えられている．現時点において，歯科で高齢者の就労支援を行うケースは少ないかもしれないが，労働者人口の減少を考えると今後検討が必要となるかもしれない．

5 ― 地域の医療・介護連携に歯科も参加を

地域包括ケアシステムでは，疾病を抱えても自宅などの住み慣れた生活の場で療養し，自分らしい生活を続けられることが重要な目的の一つである．これまで解説したように，現在，多職種協働により在宅医療・介護を一体的に提供できる体制を構築するための取り組みが進められている．そこで日本歯科医師会では，歯科医療の目的を「歯と口の機能を維持・改善し，食べる幸せを通じて生きる力を支える生活の医療」と定めて地域社会との連携を深めようとしている．これからの超高齢社会において，歯科が地域のニーズに応えていくためには，多くの歯科医師が地域包括ケアシステムづくりから参加することが必要である．

索引

■あ
アスピリン　86, 156
アセスメント　118
アルジネート印象　50
アルツハイマー型認知症　24
アルツハイマー病　90
アンダーカット　58

■い
医療保険制度　158
胃瘻　20
印象採得　48
インスリン　16
咽頭　126
咽頭残留　124, 130

■う
ウイルス性肝炎　12

■え
エア　150
エアタービン　150
栄養サポートチーム　97
エネルギー消費量　120
エピネフリン　4
嚥下手技　140
嚥下障害　104
嚥下造影　122
嚥下調整食ピラミッド　140
嚥下内視鏡検査　126
嚥下前体操　132
エンジン　150

■お
オトガイ法　54
オピオイド鎮痛薬　100

■か
概形印象　48
開口器具　70
開口訓練　134
開口手技　74
開口力テスト　116
介護支援専門員　162

介護保険　158
介護予防　170
介護予防居宅療養管理指導　164
咳嗽訓練　136
改訂水飲みテスト　114
下顎位　60
化学療法　94, 98
かかりつけ歯科医機能強化型歯科診療所　166, 166
顎義歯　64
顎堤　40
ガーグルベース　72
下腿周囲長　120
がん　18, 94, 98
肝炎　12
がん化学療法　98
カンジダ　30, 38, 100, 104
カンジダ性口内炎　34
間接訓練　132
感染性心内膜炎　8
感染防護策　12
含嗽　84
管理栄養士　170
緩和ケア　94, 102

■き
義歯　34, 81
義歯修理　34, 42
義歯性潰瘍　41
義歯調整　34, 42
基準体重比　118
既製トレー　48
基礎エネルギー消費量　120
吸引　72
狭心症　6
局所麻酔薬　4
虚血性心疾患　6
居宅療養管理指導　148, 158, 164
拒否　92
筋圧形成　50
筋萎縮性側索硬化症　22
菌血症　8

■く
クモ膜下出血　20, 86
クラスプ　38
クロルヘキシジン　100

■け
ケアマネジャー　148, 162
経鼻経管栄養　20
血管性認知症　24
血清アルブミン　120
血中酸素飽和度　70
血糖降下薬　16

■こ
誤飲　154
構音　110
構音訓練　132
抗がん剤　94, 100
抗凝固薬　26
口腔アセスメント　78
口腔乾燥　14, 80, 100
口腔ケア　14, 20, 70
口腔ケア用ウェットティッシュ　72
口腔湿潤剤　84
口腔周囲筋　132
口腔清掃　81
口腔内装置　64
口腔粘膜炎　100
口腔粘膜炎のグレード　18
高血圧　4
抗血小板薬　26
咬合高径　54
咬合採得　52
咬合床　52
咬合調整　60
咬傷　38
口唇　80
抗てんかん薬　28
喉頭　110, 126
喉頭蓋谷　130
咬頭嵌合位　52, 54
喉頭内侵入　124
高齢化社会　2

索引 | 173

高齢社会　2
誤嚥　114, 124
誤嚥性肺炎　10
呼吸　108, 152
呼吸訓練　136
ゴシックアーチ　56
個人トレー　48, 50
コップ　72
コンパウンド　44
根分岐部病変　8

■ さ

最終印象　50
在宅歯科医療連携室整備事業　153
在宅療養支援歯科診療所　166
作業模型　52
酸素飽和度　70
残存歯　80

■ し

歯科衛生士等居宅療養管理指導費　158
歯科訪問診療料　159
歯科用吸引器　150
歯根膜負担　48
持続的血液濾過透析法　14
支台歯　38
歯痛　81
歯肉　80
歯磨剤　72
歯面清掃　84
周術期口腔機能管理　18, 94
重要事項説明書　164
主観的包括的評価　118
出血傾向　100, 104
障害老人の日常生活自立度　87
床下粘膜　44
上腕筋囲長　120
上腕筋面積　120
上腕三頭筋部皮下脂肪厚　118
上腕周囲長　118
食形態調整　36
食物形態　108
食物テスト　114

食塊　124
シリコーンラバー印象材　44
心筋梗塞　6
神経筋疾患　22
人工呼吸器関連肺炎　10
診察　108
身体計測　118
腎排泄性薬剤　12
腎不全　14

■ す

垂直被蓋　60
水平被蓋　38
スクラッビング法　84
スクリーニングテスト　114
ステロイド　30
ストレス係数　120
スポンジブラシ　70, 84

■ せ

生体モニター　152
声門閉鎖訓練　134
脊髄小脳変性症　22
咳テスト　116
舌　80
切削器具　150
摂食嚥下障害　86, 108
摂食・嚥下障害の臨床的重症度分類　87
舌接触補助床　64
舌の運動訓練　132
舌ブラシ　84
栓塞子　65
前頭側頭型認知症　24, 90

■ そ

総エネルギー消費量　120

■ た

体脂肪量　118
体重減少率　118
唾液　80
唾液誤嚥　126
タッピング　60
タッピングポイント　56
痰　110
短縮歯列　36

■ ち

地域包括ケアシステム　171
チェックバイト　60
中心位　54
超高齢社会　2
直接訓練　138

■ て

ティッシュコンディショニング　44
適合試験材　58
デノスマブ　28
電気エンジン　151
電動歯ブラシ　88

■ と

透析　14
糖尿病　16
ドパミン　22
ドライマウス　72

■ な

軟口蓋挙上訓練　134
軟口蓋挙上装置　64
軟口蓋挙上不全　22
軟口蓋栓塞子　66

■ に

二重印象　50
日常生活動作　2
認知機能　110
認知症　24, 90

■ ね

粘膜　80
粘膜負担　48

■ の

脳血管障害　20, 86
脳血管性認知症　90
脳梗塞　20, 86
脳出血　20, 86

■ は

パーキンソン病　22
肺炎　10
バイタルサイン　6

バイトブロック　76
ハイムリック法　155
バス法　84
発声　110
歯ブラシ　70
バルーン拡張訓練　134
パルスオキシメーター　152
反復唾液嚥下テスト　114

■ ひ

鼻咽腔閉鎖　126
ビスフォスフォネート製剤　28
一口量　138
標準感染防護策　12

■ ふ

フェリプレッシン　4
不顕性誤嚥　116
ブラッシング　84
プレッシャースポット　40
プロピトカイン製剤　4

■ へ

ヘルペス　100
辺縁形態　42
ペンライト　70, 150

■ ほ

放射線治療　18, 94
訪問看護ステーション　169
訪問歯科診療　146
保湿剤　72, 84
ホワイトアウト　128

■ み

味覚障害　100
みなし指定　160
脈拍　70

■ む

むせ　154

■ め

免疫抑制剤　28

■ も

モディファイドランキンス

　ケール　87
モニタリング　4
問診　108

■ や

ヤールの重症度分類　22
薬剤関連性顎骨壊死　28

■ ゆ

有床義歯　34
遊離端義歯　48

■ よ

要介護認定　160

■ り

梨状窩　130
裏装　44, 46
リドカイン製剤　4
リトラクター　70
流涎　110
両側性平衡咬合　60
リライン　42, 46
リンガライズドオクルージョン　60

■ れ

レスト　38
レビー小体型認知症　24, 90

■ わ

ワルファリンカリウム　26, 86, 156

■ 欧文

ADL　2
ALS　22
ALT　12
APTT　12
AST　12

BMI　118

Ca 拮抗薬　28
CHDF　14

DSS　87

eGFR　14
Eichner 分類　36

FAST 分類　24
FT　114

Harris-Benedict の式　120
HbA1c　16
high position　126

Japan Coma Scale　87

K-point　76

low position　126

MNA-SF®　118
MRONJ　28
mRS　87
MWST　114

NGSP　16
NST　97
NYHA　6

OHAT-J　78

PAP　64
PLP　64
PT　12
PT-INR　12, 86

RPP　6
RSST　114

SGA　118
Shaker exercise　134
SpO_2　70

thermal tactile stimulation　134

VAP　10
VE　126
VF　122

【編著者略歴】

松尾浩一郎（まつお こういちろう）
- 1999 年　東京医科歯科大学歯学部卒業
- 1999 年　東京医科歯科大学大学院医歯学総合研究科高齢者歯学分野入学
- 2000 年　藤田保健衛生大学医学部リハビリテーション医学講座研究員
- 2002 年　ジョンズホプキンス大学医学部リハビリテーション講座研究員
- 2005 年　ジョンズホプキンス大学医学部リハビリテーション講座講師
- 2008 年　松本歯科大学障害者歯科学講座准教授
- 2013 年　藤田保健衛生大学医学部歯科（現藤田医科大学医学部歯科・口腔外科学講座）教授（〜現在）

5つのテーマでわかる
若手歯科医師のための高齢者歯科ハンドブック
全身疾患・義歯・口腔ケア・摂食嚥下・訪問診療

ISBN978-4-263-44473-3

2016 年 6 月 20 日　第 1 版第 1 刷発行
2020 年 4 月 10 日　第 1 版第 2 刷発行

編著者　松 尾 浩 一 郎
発行者　白 石 泰 夫
発行所　医歯薬出版株式会社

〒113-8612　東京都文京区本駒込 1-7-10
TEL. (03)5395-7638(編集)・7630(販売)
FAX. (03)5395-7639(編集)・7633(販売)
https://www.ishiyaku.co.jp/
郵便振替番号　00190-5-13816

乱丁，落丁の際はお取り替えいたします　　　印刷・教文堂／製本・愛千製本所

© Ishiyaku Publishers, Inc., 2016. Printed in Japan

本書の複製権・翻訳権・翻案権・上映権・譲渡権・貸与権・公衆送信権（送信可能化権を含む）・口述権は，医歯薬出版(株)が保有します．

本書を無断で複製する行為（コピー，スキャン，デジタルデータ化など）は，「私的使用のための複製」などの著作権法上の限られた例外を除き禁じられています．また私的使用に該当する場合であっても，請負業者等の第三者に依頼し上記の行為を行うことは違法となります．

JCOPY ＜出版者著作権管理機構　委託出版物＞

本書をコピーやスキャン等により複製される場合は，そのつど事前に出版者著作権管理機構（電話 03-5244-5088, FAX 03-5244-5089, e-mail：info@jcopy.or.jp）の許諾を得てください．